孙光荣简介

孙光荣，男，1941 年 11 月生，湖南浏阳人，师承出身。祖籍安徽庐江，字知真，号天剑。主任医师、教授、研究员。原任湖南省中医药研究院文献信息研究所所长，中国人民政治协商会议湖南省委员会常委。孙光荣教授为中国中医药现代远程教育创始人之一，中华中医药学会常务理事，中华中医药学会文化分会副主任委员，全国中医健康指导首席专家，国家科技奖励评审专家。

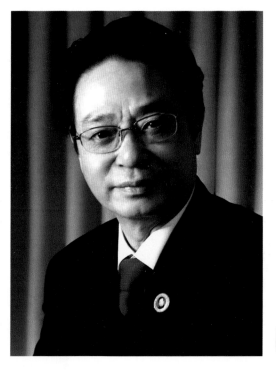

2000 年退休后，受聘为北京中医药大学远程教育学院副院长，现为北京中医药大学中医药文化研究院院长。

孙光荣教授是我国著名中医药文献学家和中医药临床学家，第二届国医大师。孙光荣教授为全国优秀中医临床人才研修项目培训班班主任；全国第五批、北京市第四批老中医药专家学术经验继承工作指导老师，全国名老中医孙光荣学术经验传承工作室建设项目专家，北京市第四批师承"双百工程"——孙光荣老中医社区服务示范点指导专家，北京市和平里医院名老中医工作室建设项目专家，北京同仁堂中医大师工作室顾问，连续担任中央保健专家。先后获得国家自学成才奖章、国家科技进步二等奖、湖南省中医药科技进步一等奖、全国科技图书二等奖等奖项。荣获 2015 年健康中国·十大年度人物称号，2015 年度中国中医药新闻人物称号。

孙光荣教授幼承庭训，继拜名师，创立了"中和思想·中和辨证·中和组方"的中和医派。孙光荣教授擅长中医内科、妇科疑难杂症，特别是脑病、肿瘤、脾胃病及妇科带下病的治疗，对情志病及中医养生亦有精深研究。

革命前贤王首道同志评价孙光荣教授是："铁肩担道义，妙手著文章；忠言商国是，仁术济民康。"中华人民共和国中医药事业奠基人之一吕炳奎教授题赞为："杏苑英才，承先启后；医界志士，继往开来。"

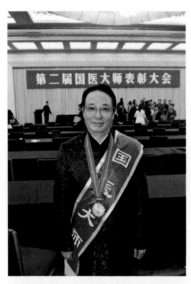

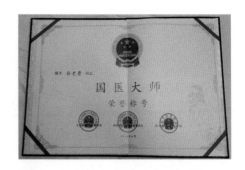

▲ 孙光荣教授国医大师证书

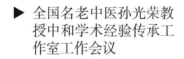
▲ 2014 年 10 月 30 日，孙光荣教授在人民大会堂被授予"国医大师"荣誉称号

▶ 全国名老中医孙光荣教授中和学术经验传承工作室工作会议

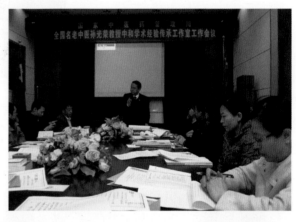

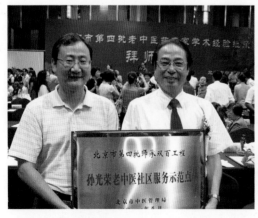

▲ 2011 年孙光荣老中医社区服务示范点挂牌

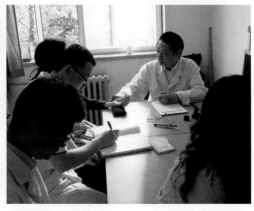

▲ 2011 年孙光荣教授在方庄社区卫生服务中心出诊带教

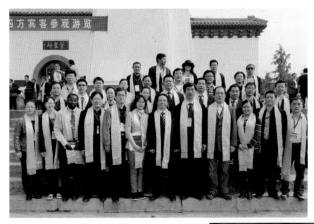

▶ 2013年孙光荣教授携中和医派部分弟子到南阳医圣祠祭拜医圣张仲景

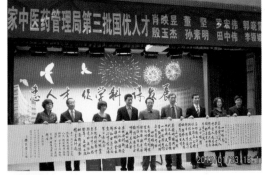

▶ 2013年孙光荣教授在第三批国优人才拜师仪式上

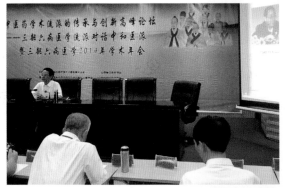

▶ 2014年孙光荣教授在中医药学术流派的传承与创新高峰论坛进行学术报告

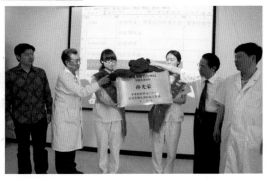

▶ 2012年孙光荣教授与李桥儿童医院李兴才院长、王文才副院长一起为全国名老中医孙光荣学术经验传承工作室李桥儿童医院工作站揭牌

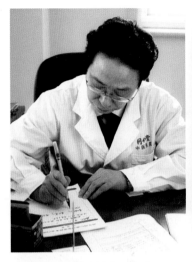

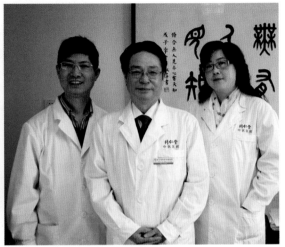

▲ 孙光荣诊室工作近照　▲ 2010 年国家非物质文化遗产项目"北京同仁堂"孙光荣教授与弟子合影

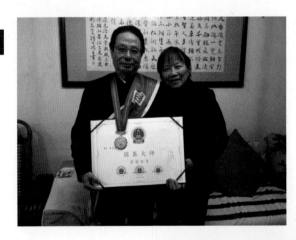

◀ 孙光荣教授与夫人熊桃珍女士

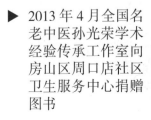

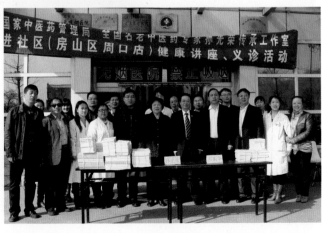

▶ 2013 年 4 月全国名老中医孙光荣学术经验传承工作室向房山区周口店社区卫生服务中心捐赠图书

国医验案奇术良方丛书

国医大师孙光荣

临证学验集萃

——国医大师孙光荣中和医派研究与传扬

朱庆文　郭海燕　杨建宇　主编

中原农民出版社

·郑州·

编委会

主　编　朱庆文　郭海燕　杨建宇

编　委　李杨(彦知)　曹柏龙　刘应科　孙文正　薛武更

　　　　　孙玉冰　　王兴　刘春生　祁烁　刘东

　　　　　姜丽娟　　吕明圣　赵元辰　于大远　张朝杰

图书在版编目(CIP)数据

国医大师孙光荣临证学验集萃:国医大师孙光荣中和医派研究与传扬／朱庆文,郭海燕,杨建宇主编. —郑州:中原农民出版社,2017.5(2019.1重印)
(国医验案奇术良方丛书)
ISBN 978－7－5542－1638－5

Ⅰ.①国… Ⅱ.①朱… ②郭… ③杨… Ⅲ.①中医临床-经验-中国-现代 Ⅳ.①R249.7

中国版本图书馆 CIP 数据核字(2017)第 065657 号

国医大师孙光荣临证学验集萃——国医大师孙光荣中和医派研究与传扬
GUOYI DASHI SUN GUANGRONG LINZHENG XUEYAN JICUI——GUOYI
DASHI SUNGUANGRONG ZHONGHEYIPAI YANJIU YU CHUANYANG

出版:中原农民出版社

地址:河南省郑州市经五路66号　　　　　邮编:450002

网址:http://www.zynm.com　　　　　电话:0371－65751257

发行单位:全国新华书店

承印单位:新乡市天润印务有限公司

投稿邮箱:zynmpress@sina.com

医卫博客:http://blog.sina.com.cn/zynmcbs

策划编辑电话:0371－65788653　　　　　邮购热线:0371－65724566

开本:710mm×1010mm　　　1/16

印张:8.5　　　　　　　　　　　　　　插页:4

字数:167 千字

版次:2017 年 5 月第 1 版　　　　　　　印次:2019 年 1 月第 2 次印刷

书号:ISBN 978－7－5542－1638－5　　　　定价:25.00 元

本书如有印装质量问题,由承印厂负责调换

目 录

孙光荣，男，1941 年 11 月生，湖南浏阳人，祖籍安徽庐江，字知真，号天剑。第二届国医大师，教授，研究员，主任医师，是我国著名中医药文献学家和中医药临床学家，享受国务院特殊津贴专家。1958 年至今执业中医临床近 60 年。原任湖南省中医药研究院文献信息研究所所长，中国人民政治协商会议湖南省委员会常委。现为国家中医药管理局中医药文化建设与科学普及专家委员会委员、继续教育委员会委员；中华中医药学会常务理事、文化分会学术副主任委员、继续教育分会第一任主任委员；全国优秀中医临床人才研修项目培训班班主任；全国第五批、北京市第四批老中医药专家学术经验继承工作指导老师，全国名老中医孙光荣学术经验传承工作室建设项目专家，北京市第四批师承"双百工程"——孙光荣老中医社区服务示范点指导专家，北京市和平里医院名老中医工作室建设项目专家，北京同仁堂中医大师工作室顾问。先后获得国家自学成才奖章、国家科技进步二等奖、湖南省中医药科技进步一等奖、全国科技图书二等奖等奖项。

孙光荣教授幼承庭训，继拜名师，深研经典，博采众长，德业双馨。他临床上，倡"中和"学术思想，融合丹溪、东垣两家之长，形成了"调气血、平升降、衡出入"的诊疗思想，创造经方化裁应用模式，形成孙光荣系列经验方。其安神定志汤已提供给"神舟十号"航天员。在中医药文献研究方面，他发掘了《中藏经》脏腑辨证八纲，著有《中藏经校注》《中藏经语译》《中国历代名医名术》等重要著作；在中医药文化研究方面，提炼了"以人为本、效法自然、和谐平衡、济世活人"的核心理念及德业双修、精诚专一、淡泊名利、大医精诚的行为准则；在中医养生保健方面，提出了"合则安"的养生总则，"上静、中和、下畅"的养生要诀及"是非审之于己、毁誉听之于人、得失安之于数"的养心要领；在中医药教育方面，他研究、创立中医药现代远程教育的模式与课件研制大纲。提出中医药继续教育是构建中医药终身教育体系的主体，是适合行业需求的主要教育方式，其重心是培养中医药合格人才，关键是要培养新一代名中医，而"读经典、多临床、跟名师"是重要的传承方法;"十五"规划以来,他还承担并完成了国家科技攻关和支撑计划项目"名老中医学术思想、经验传承研究"的综合信息库和典型医案研究课题,执行主编了《当代名老中医典型医案》,主导了"名老中医综合信息库"研究。

"问渠哪得清如许?为有源头活水来",孙光荣教授取得令人瞩目的可喜业绩,并非无源之水、无本之木。这与孙光荣教授幼承庭训、继拜名师、勤求博采、坚韧不拔是分不开的。

"授人以鱼,不如授人以渔。"师承亦如此,承师之鱼,不如承师之渔。老师的学术观点、临证经验,均体现在老师的成才经历和成才之道中。因此,本部分从孙光荣教授的成才经历和成才之道的论述中,兼述孙光荣教授的学术观点和临床经验的渊源。

幼承庭训,名师授受

孙光荣教授出身于书香门第,"为善最乐,读书便佳"这两句话是孙光荣教授父亲在世时多年使用的大门对联。孙光荣教授幼承庭训,一是儒学,二是医学。家教极其严格,传承极其正统。从小就接受"修身,齐家,治国,平天下"传统儒家思想的志向教育,5 岁启蒙时,就聆听父亲以曾国藩家书为蓝本进行训导:"第一要有志,第二要有识,第三要有恒。有志则断不甘下流;有识则知学问无尽;有恒则断无不成之事。""做医生首先要有菩萨心肠,救死扶伤是医生的本分。先立德,而后才可出则为良相,入则为良医"。孙光荣教授父亲遗留的家训是"俭以养廉,勤以补拙,躬以持身,恕以待人"。孙光荣教授的父亲和母亲一生都是谦和、善良、勤俭,父母的以身作则也使孙光荣教授耳濡目染,无形之中受到了良好的教育。家庭的传统教育为孙光荣教授立下了为人的规矩、处世的准则。

孙光荣教授同时又是出生于中医世家,孙光荣教授的父亲孙佛生,人称"佛老",是著名中医,通文、史、哲,精研天文地理,擅长诗词歌赋、书法、音律。其医德高尚,医术精湛,深受患者好评和爱戴。佛老行医,崇尚丹溪学派,几乎均以"大熟地"为处方之首药。孙光荣教授自 5 岁开始就在其父亲的指导下背诵中医四小经典《药性赋》《医学三字经》《濒湖脉诀》《汤头歌诀》等。10 岁时,孙光荣教授正式拜其父为师,开始系统地学习中医。至 1966 年佛老去世前,孙光荣教授在父亲的指导下,已完成了对《伤寒论》《金匮要略》《黄帝内经》《神农本草经》《医方集解》的记诵学习,并研习针灸学,基本掌握了常见病的针灸与推拿技术。严格的家传教育,使孙光荣教授有了坚实的"童子功",对之后的中医学习和临床生涯奠定了良好的基础,可以说是至为关键。

孙光荣教授在拜父亲为师,举行拜师仪式时,屋里有一个观音菩萨的画像,孙光荣教授的父亲坐在观音菩萨像前面,母亲坐在他旁边。孙光荣教授给父母磕了九个头,又对着观音菩萨像磕了九个头。父亲告诫,虽然医术的修养在今后,但医德的修养却必须在今天就迈开第一步。从此,要怀仁人之心行医,以慈悲之心行医,不能收患者的钱物,假如收了,你开的处方就不灵了。那时候虽然懵懂,但孙光荣教授还是按照父亲的要求立誓了。不管这个誓言灵不灵,但孙光荣教授一直坚守不收患者任何钱物这个原则。从那时到现在,孙光荣教授从没有收过患者的红包和礼物,不收患者礼是"家规"和"铁律"。孙光荣教授不仅拒收患者财物,还对许多患者关怀倍加。如 2012 年的一天,一位母亲带着不到 10 岁、患有抑郁症的女儿从南京乘火车赶来找孙光荣教授诊治。她们到门诊时已经快 10 点了,因为要从车站往门诊赶,所以二人还没吃早饭。进诊室的时候,小女孩对后面的母亲喊道:"快点,快点,我还没吃饭呢,快饿死了。"孙光荣教授听闻后,和蔼地问小女孩想吃什么。小女孩说她就想吃泡面。孙光荣教授马上给自己的司机打电话,要他买两桶泡面和两个鸡蛋送到门诊,并亲自为小女孩泡好面后给她吃。等她吃完后再看病。小女孩吃得很香,在一旁的母亲感动得不知说什么好,只是连声道谢。

然人生多艰,世事多变,命运并没有赐予孙光荣教授一帆风顺的征途。1958 年高中毕业时,家境的贫寒无情地击碎了他的大学梦。为家庭生计而任教,几年后又被下放接受贫下中农再教育。1974 年,孙光荣教授被吸收为浏阳县柏嘉公社医院医师,即"赤脚医生"。柏嘉公社领导指定柏嘉公社医院易中林院长带教。在 6 个月的强化培训中,他跟随易中林院长走村串户,虚心求教,迅速掌握了常用的西医知识与技能。

1978 年,为了解决中医后继乏人的问题,卫生部决定在全国开展选拔中医师的统一考试。1979 年秋,孙光荣教授报名参加湖南省的选拔考试,结果以全县第二名成绩被录取(第一名因有严重残障而被淘汰,他就顺序成为第一名上报)。经过严格面试、李聪甫老教授亲自挑选和湖南省中医药研究所政工科审核,上报湖南省卫生厅批准,孙光荣教授被录取到湖南省中医药研究所,分配到理论研究室。1980 年 3 月 5 日,孙光荣教授正式成为李聪甫教授的助手兼徒弟,并兼任理论研究室学术秘书。从此,由文献理论研究到临床研究,孙光荣教授师承李聪甫教授 7 年半,真传授受,师徒情深。

　　李聪甫,1905 年生,湖北省黄梅县人,著名湖湘流派中医学家,研究员。1925 年始独立开业行医,长于内、妇、儿科。中华人民共和国成立后,曾任湖南省立中医院院长、湖南省中医进修学校校长、湖南省中医药研究所所长、湖南中医学院副院长、湖南省中医药研究院名誉院长等职,被选为中华全国中医学会常务理事,湖南省中医学会会长、名誉会长、顾问组长等职。李聪甫教授长期致力于中医药理论与实践工作,崇尚东垣学派,多年从事脾胃理论的研究与探索,潜心于《黄帝内经》和《脾胃论》的研究,提倡"形神学说为指导、脾胃学说为枢纽"的整体论,并结合临床,确立了"益脾胃、和脏腑、通经络、行气血、保津液,以至平衡阴阳"的治疗大法。李聪甫教授临床,精于辨证,重视脾胃,药少量小。常对孙光荣教授讲,中药药量要尽可能小,不仅减轻患者负担,而且节省药材资源。孙光荣教授曾说,在跟李聪甫教授之前,他用的药量都比较大。师从李聪甫教授之后,曾因此挨过李聪甫教授的训。在李聪甫教授潜移默化的影响下,孙光荣教授处方的药量逐渐变小,如黄芪一般用 10 ~ 12g,用 15g 已经算是重用了。虽然药量不大,但临床疗效依然卓著。通过跟随李聪甫老先生临证并研习东垣之学,孙光荣教授深有所得,并加以发展。这体现在孙光荣教授在临证时十分重视对中焦脾胃的调治,辨证、立法、处方、用药均注重胃气的情况,以胃气为本。体现在诊脉、望色时评估胃气的状态;用药力求平和,常告诫我们要细细体会"王道无近功"的含义,临床用药忌用"霸道",不可滥伐无过;要谨遵"宁可再剂,不可过剂"的原则,勿伤胃气。创立乌贼骨、西砂仁、鸡内金三联药组以激发、恢复胃气。使用补中益气汤时,用其法而不泥其药,升提以生黄芪为主,很少与柴胡、升麻同用,以竟其功。

　　在协助李聪甫教授整理医案、临床应诊、开展科研的工作中,孙光荣教授尊师从命,善悟师意,忠其师长,承师之所长,发师之所无。只要是李聪甫教授有新思想、新见解,孙光荣教授都能即时系统整理,集腋成裘,笔至文成,不分昼夜,其效甚速。其间,连续发表论文 28 篇,出版专著 5 部。在李聪甫教授指导下,孙光荣教授具体承担了国家中医药管理局重点科研课题——"《中藏经》整理研究"工作,总结了《中藏经》脏腑八纲辨证,探究了《中藏经》断生死、判顺逆的规律以及处方用药特点,揭开了《中藏经》的千古之谜。

坚韧不拔，勤求博采

孙光荣教授成就的取得，与其高度敬业、勤奋善学是分不开的。孙光荣教授学贯古今、满腹经纶，除了家学渊源外，也因为他把所有能够挤出来的时间都用来学习、工作。在孙光荣教授长子孙文正的记忆里，"爸爸无论在车上，在饭桌上，在飞机上，在厕所里，在每一个空隙，总是手不释卷，利用一切时间学习……每次从北京回家，放下行李就打开电脑，看邮件、写文章、改稿子，一坐就是五六个小时，事情没做完绝不睡觉"。孙光荣教授曾获得了国家自学成才奖章，在中医教学和内科、妇科、脑病、疑难杂症的诊疗等方面都有极深的造诣，深得全国中医界元老吕炳奎、李聪甫、刘炳凡、欧阳锜等老前辈的赞赏。刘炳凡曾题诗"注经至深夜，屡见启明东；高堂每切呼，充耳如失聪"。正是这种忘我工作的精神，"中医界的拼命三郎"才能取得令人瞩目的成就。

在 1958 年前后到 1980 年之前，孙光荣教授遭受了辍学、下放、丧父、政治打压等一系列不幸，但他没有沉沦，没有怨天尤人，而是坚韧不拔，更加勤奋，边教书，边行医，边学习中医理论，边进行临床实践，许多宝贵的临床经验和学术观点就是在那期间积累和萌芽的。如特发性血小板减少性紫癜所致的血小板降低，用"紫草、芡实"，或再与生薏苡仁合用，可以升血小板，就是在那期间探索的药方；"断生死"的技能就是在那期间潜心研悟《黄帝内经》《中藏经》中的相关论述并验之于临床而得。如 1968 年，某青年女性产后百天了，一直"病恹恹的"。孙光荣教授为其把脉，是"屋漏"脉，且其"人中"已经平满，脚踝肿得已经平了。他认为此为"骨痿""骨绝……足膝后平者，五日死"。后来，患者果真在诊后的第五天晚上去世了。孙光荣教授用医术服务广大群众，有多少起死回生的事例，救活了多少濒临绝境的危重患者，无法统计。如 1972 年夏，长沙县某女产后第二天中午发高热，到太阳落山的时候就发狂，掀开被单就往外跑，几个人才拉得住，胡言乱语，水米不进。孙光荣教授在患者家属带领下连夜过河，走进"月婆房"时，闻到一股强烈的血腥气，患者面色紫红，嘴唇发干，烦躁不安，汗出如浆，双手压着小腹，痛得大喊大叫而又声嘶力竭。孙光荣教授立即施以家传的补、泻两种推拿手法，不到 10 分钟，患者安静了一些，诊其脉细数，察其舌绛而暗，苔少。孙光荣教授认为此乃恶露不净，子宫蓄血，败血瘀阻于下而上攻于心，发而为狂，法当调升降、逐瘀血、安心神。立即开方煎药,大约是夜里 1 点服第一次,患者到下半夜就睡着了。天亮前,热退,起床解了一次大便,而且阴道流出许多瘀血,没有喊叫了,随即又服第二次,又睡着了。翌日,再服了一剂就"平安无事了"。再如 1973 年,修建"三线建设"战备工程枝柳铁路,孙光荣教授奉命负责所在连的卫生工作。他调查当地的气候、地理等环境之后,意识到有暴发流行性感冒的可能。于是,率 4 名战士进山 7 天,采集了大量蒲公英、板蓝根、金银花、野菊花等,就用大锅将这些"本草"加上一些大枣、生姜等,煎成大桶大桶的"凉茶"。每天出发前和收队后,从连长、指导员开始,每个人都喝一碗,还利用晚上的时间集中讲授预防疾病知识,这样坚持了大约 1 个月。果然流行性感冒暴发,许多连队几乎有一半人不能施工,孙光荣教授所在的连队却因预防及时,达到百分之百的出勤率,士气高昂。孙光荣教授并因此获得"人民的好医生"光荣称号。

通过顽强的自学,他攻读一系列的中医经典名著,领悟了治学之道。他说,自学要依据"国家和人民的需要""自己的志趣"和"较早较好的起点"来确定方向,必须靠"强烈的事业心""顽强的务实劲"来长期坚持。治学的秘诀和自学的收获,为他以后的系统学习和从事科研打下了坚实的基础。

孙光荣教授成就的取得,与其勤研经典是分不开的。孙光荣教授经常教导学生要在背诵经典原文的基础上,选择跟自己专业相关、感兴趣的一部经典或一本医籍,如《中藏经》《医宗金鉴》《医方集解》《石室秘录》《针灸大成》《银海精微》等,选一本即可,不要多。通过自己的通读、摘要、批注、参校,把这本书读通了、读化了,这就叫作"精通一经,专攻一门",其他的则可触类旁通,且可涉及诸子百家。孙光荣教授强调把经典理论原则和各个学派的学术经验化为己有,发皇古义,融会新知,要从源头上继承创新,将中医的"基因"即中医的"魂"薪火传承下来。临床时,要将临床上的难点、疑点、亮点(思维的火花)随时记录,常读几本案头书,时间长了就会悟到许多道理。

在诸多经典中,孙光荣教授对"璀璨之明珠,医家之宝典"的《中藏经》进行了系统、深入的整理、挖掘,并对其中的学术经验进行了进一步的解读,应用于临床。他认为《中藏经》以脏腑脉证为中心,广搜而精选《黄帝内经》《难经》以及上古医籍之中论阴阳、析寒热、分虚实、辨脏腑、言脉证之理,揆诸大旨而融会贯通,条分缕析且发挥蕴奥,最早形成以脉证为中心之脏腑辨证学说,奠定脏腑辨证理论之基础,为中医明经正道,厥功甚伟。所蕴含之学术思想确实全面、完整、系统、精辟,可谓上继古典,下启新派,是为千古之密"。孙光荣教授根据《中藏经》"形证脉气"确立诊断思想,创立"寒热虚实生死逆顺"脏腑辨证八纲,并把脏腑辨证八纲充实到自己临证 20 元素之中;根据《中藏经》"从顺其宜"思想,确立了自己"从顺其宜"临床药物治疗、心理治疗、食疗和养生原则;根据《中藏经》关于疾病死证的描述，充实了自己"断生死"的临床经验。

孙光荣教授跟随李聪甫教授之前，师从父亲时受丹溪学派思想影响较深；跟师李聪甫教授之后，受老师影响又开始接受东垣学派思想。孙光荣教授曾说，我经历了很长时间，才转到李聪甫教授的思路上。我父亲和李聪甫教授的临床思想对我的影响都很深，这两派学说经常在我脑子里挥之不去，我于是就想怎样融合两家学派之长。孙光荣教授通过跟随其父亲和李聪甫教授临证，深研丹溪、东垣的著作，并上溯经典，结合《黄帝内经》对气机失调的论述，终有所悟。《素问·六微旨大论》对气的升降出入做了精辟的论述。"气之升降，天地之更用也……升已而降，降者谓天；降已而升，升者谓地。天气下降，气流于地；地气上升，气腾于天。故高下相召，升降相因，而变作矣""出入废则神机化灭，升降息则气立孤危。故非出入，则无以生长壮老已；非升降，则无以生长化收藏。是以升降出入，无器不有。故器者生化之宇，器散则分之，生化息矣。故无不出入，无不升降，化有小大，期有近远，四者之有，而贵常守，反常则灾害至矣"。孙光荣教授认为，《素问·六微旨大论》通篇都对天地之气的升降出入加以论述，而单言气者，乃阴阳之气。并吸取《石室秘录》中"人身之阴阳，其最大者，无过气血"的观点，认为应之于人体，阴阳即气血也。因此孙光荣教授十分重视对气血的调治，重视平衡气血升降出入，逐渐形成了"调气血、平升降、衡出入"的学术观点。

孙光荣教授在当年参与编纂《方剂大辞典》时，深感方剂众多，于是就思考如何在前人方剂的基础上，更灵活地组方用药。经过长期临床摸索，孙光荣教授提出了以治法来组成"君臣佐使"，进一步依据治法来组成"三联药组"，数个三联药组灵活加减组成方剂。并且运用这种方法可以灵活化裁经方，为我所用。这样用之于临床就比较灵活。怎么才能做到这一步呢？孙光荣教授认为，作为中医，背诵经典和汤头歌诀是基本功，没有这种"垫底"的基本功是不行的。但是，疾病和证候是千变万化的，中医辨证论治的精髓就是因人、因时、因地制宜，大部分的"汤头"必须悉罗于胸中，但又要化裁于笔下。遇疑难杂症，当先察阴阳气血升降出入，确立治疗法则，可以"正治"，也可以"反治"。比如，气、血、痰、湿、食等所致的积聚、癥瘕、痞块等多种疑难杂证，如果单纯活血化瘀，就是缘木求鱼，而要运用《素问·至真要大论》所言坚者削之、结者散之等大法。所以，要做到"心中有大法，笔下无死方"。

除了师承授受、勤研经典之外，孙光荣教授还注重博采众家之长，学习前辈、同辈的宝贵经验。如他从国医大师任继学教授用骨碎补、生车前子、炒车前子、生山楂、炒山楂组成复方，治疗结肠炎有奇效的经验中领悟到车前子、山楂的生炒并用的原理，并推而广之，创新性地继承应用名老中医的用药经验。国医大师李玉奇教授，将舌质深红，舌体上有一个朝里的、U形的、紫色的、光带的舌象称为"红绛亮带舌"。通过长期的临床观察,李玉奇教授发现"红绛亮带舌"是重度萎缩性胃炎的典型舌象,而"猪腰舌"是癌变前兆的典型舌象。但孙光荣教授通过对此两种舌象进行仔细的比较后,领悟到"红绛亮带舌"和"猪腰舌"都具有舌质深红偏暗、舌面无苔光滑如镜、舌根无神这三个共同的特点,推而广之,就可以继承和运用名老中医的舌诊经验。国医大师张琪教授,把血府逐瘀汤广泛用于冠状动脉粥样硬化性心脏病(冠心病)、心绞痛、心肺功能障碍、脑外综合征、消化道各部瘀血、妇科瘀血等,孙光荣教授通过自己的体悟,领会到其中的关键是都具有瘀血内阻、经脉不通的病机,领悟到运用血府逐瘀汤的原则和要点,就可以推而广之,创新性地继承名老中医化裁古方用于异病同治的经验。孙光荣教授博采众长、为我所用的学习精神,也给后学指明了一条通往医学顶峰的捷径。

孙光荣教授在长期的中医文化研究和临证实践过程中,形成了具有中华文化特色,融入儒家"贵中尚和"理念的中和学术思想,中和学术思想的形成推动了孙光荣教授对中医的临证指导。

中医中和思想的主旨:辨识其偏盛偏衰,矫正至其中;察知其太过不及,燮理达其和。

中医中和思想主要内涵:①以"谨察阴阳所在而调之,以平为期"(《素问·至真要大论》)为基准,认知和坚持中医维护健康、治疗疾病的主旨。②以阴阳为总纲、以气血为基础、以神形为主线,把握对立统一的"失中失和"的基本元素,进行中医辨证。③以调平燮和为目的,以扶正祛邪、补偏救弊为总则,根据临证实际化裁经方,针对失中失和组方用药。

中和学术思想理论及渊源

孙光荣教授中和学术思想理论来自于对华佗《中藏经》的研究,其中包括了天人合一的养生思想、调和阴阳的治疗思想、五脏相生理论的运用、阴阳否格理论等,分别叙述如下:

重视天人合一的养生思想

孙光荣教授认为,人生于天地之间,与天地之气息息相通,故人之生老病死,莫不与天地之气有关,《中藏经·人法于天地论第一》云:"人者,上禀天,下委地;阳以辅之,阴以佐之,天地顺则人气泰,天地逆则人气否。"在疾病的发病病机中,孙光荣教授重视环境和遗传的因素,重视先天之本——肾和后天之本——脾在疾病发生、发展中的作用,临证之时孙光荣教授常以人参、黄芪健脾益气,以山楂、荷叶、玉米须、薏苡仁清气化浊而健脾利湿,以盐杜仲、川牛膝、炒芡实益气固肾。

重视调和阴阳的治疗思想

孙光荣教授重视阴阳对立统一、调和平衡的思想。在研究《中藏经》的过程中,孙光荣教授提炼出了"寒热虚实生死逆顺"的新八纲辨证思想,同时指出,要想通过治疗使疾病的发展得到控制,就要重视调和阴阳在治疗中的作用。《中藏经·人法于天地论第一》云:"阳生于热,热而舒缓;阴生于寒,寒则拳急。寒邪中于下,热邪中于上,饮食之邪中于中。""人有百病,病有百候,候有百变,皆天地阴阳逆从而生。"其治疗之法,《中藏经·阴阳大要调神论第二》云:"阴不足,则济之以水母;阳不足,则助之以火精。"孙光荣教授常以石斛、玉竹、生地黄、枸杞子、五味子、龙眼肉补阴,以菟丝子、鹿角胶、巴戟天、淫羊藿补阳。

重视五脏相生理论的运用

孙光荣教授重视通过五行五脏的调和来实现气血筋骨之间的平衡。《中藏经·生成论第三》云:"心生血,血为肉之母;脾生肉,肉为血之舍;肺属气,气为骨之基;肾应骨,骨为筋之本;肝系筋,筋为血之源。五脏五行,相成相生,昼夜流转,无有始终。从之则吉,逆之则凶。"孙光荣教授善用当归、大枣、阿胶滋补心血,白术、山药、甘草健脾益气,黄芪、麦冬、五味子补益肺气,盐杜仲、干鹿筋、补骨脂补肾壮骨,香附、月季花、益母草疏肝理气。

重视阴阳否格理论

孙光荣教授重视阴阳否格理论。《中藏经·阴阳否格论第六》云:"阳气上而不下曰否,阴气下而不上亦曰否;阳气下而不上曰格,阴气上而不下亦曰格。否格者,谓阴阳不相从也。"其治疗之法,"阳燔则治以水,阴厥则助以火。"孙光荣教授常以人参、黄芪、菟丝子、巴戟天等中药扶助脾肾之阳,以山药、生地黄、枸杞子、银柴胡、地骨皮、鳖甲等中药滋阴、潜阳,实现阴阳相交的治疗效果。

由此可见,孙光荣教授通过阴阳、五脏、气血筋骨肉的补益调和,达到阴阳平衡的治疗效果,这种治疗方法可以用中和二字进行概括,所谓中和的学术思想,就是通过药物的作用实现五脏气血阴阳之间的调和,恢复人体健康。

中和辨治

中医辨证的纲领有八纲辨证、卫气营血辨证、经络辨证、气血精津辨证、脏腑八纲辨证等,但都离不开"阴阳"之总纲,而"阴阳"在人体的基础是"气血",然而"气血"在人体的表征是"形神",而且是"神形合一"。所以,健康之人必须"形与神俱",若遇疾病,则"得神者昌,失神者亡"。正因如此,"形神"是中医辨证的首要元素。如果形神相合,即气血相应,亦即阴阳平衡,即是"中和",这就是健康之象;反之,失神脱形,即是气血失和,也就是阴阳失衡,即违"中和",也就是疾病之征。

在临证之中,基于"中和思想",探索和总结了以"神形"为主线的 20 个辨证元素,其中一般元素 10 种,即时令、男女、长幼、干湿、劳逸、鳏寡、生育、新旧、裕涩、旺晦。重要元素 10 种,即神形、盛衰、阴阳、表里、寒热、虚实、主从、标本、逆顺、生死。其中"形神"居于两种元素之中,为主线。任何一组都是正反一对,也就是概念相对,辨析之,即可辨明"失中失和"之所在。

现从一般情况、认知方式、思辨重点、临床意义与联系形神等五个方面对除"神形"之外的 19 种元素分论如下:

一般元素

1. 时令

(1)一般情况:时令,即时令季节,古来有二十四节气,不同节气气候有异,对人体之生理及病理有较大影响。《素问·宝命全形论》言"人以天地之气生,四时之法成",人是自然界的产物,自然界天地阴阳之气的运动变化与人体息息相关。

在四时气候的变化中,每一季节都有其不同特点。因此,除一般性疾病外,常可以发生一些季节性多发病或时令性流行病。在疾病发展过程中,或某些慢性病恢复期中,也往往由于气候剧变或季节交替而使得病情加重、恶化或旧病复发。如关节疼痛的病证,常遇到寒冷或阴雨天气时加重。

(2)认知方式:根据农历节气即可,或每次临证之前查阅一下时令季节,并大体了解此时令的特点,如小暑,暑是炎热的意思。小暑就是气候开始炎热,暑为阳邪,侵袭机体伤津耗气,特别容易夹杂湿邪感病。

(3)思辨重点:首先,要考虑该病的发生与时令季节有无关系。其次,要考虑该病证的发生是否与此时令季节相应,如大暑季节所致之热证是相应之证,寒证则为相逆之证。大寒季节所致之病寒病为相应之证,热证则为相逆之证。

(4)临床意义:根据时令季节的特点,可以辨识该病是否为时病,病证的特点是否与时令相应,以预测证候的逆顺,相应者为顺证也,相逆者为逆证也。可以按照时令季节的特点指导临床用药,如暑热之季,多有夹湿,故暑天治病,必须注意清暑化湿。

(5)联系形神:时令季节对形神均有一定影响,春多风,主升发,形体舒展,神意畅达;夏多热,兼有湿,形体困倦,神意烦闷;秋多燥,伤津气,形体赢瘦,神意肃寂;冬多寒,形体蜷缩,神意闭藏。

2.男女

(1)一般情况:男子属阳,多气,以肾为先天;女子属阴,多血,以肝为先天。不同阶段之男女生理及病理存在一定的差别。

(2)认知方式:主要通过望诊而知,普通男女易辨识,少数特殊情况(如变性者)需得进一步问诊获知。

(3)思辨重点:病证是否与其性别有关。

(4)临床意义:男女生理之别,决定其疾病所归亦有所别,故而辨明本病是否与性别有关具有较大临床意义。如月经病、带下病为妇女之专病,多从气血论治;前列腺炎、前列腺增生症为男子之专病,多从肾肝论治。即使同为感冒之证,男女用药亦应该有所差别。

(5)联系形神:男女与形神有着密切关系,男子形多高大,肩宽胸厚,四肢粗壮,神多以气养。女子形多瘦小,肩窄胸薄,四肢纤细,神多以血养。

3.长幼

(1)一般情况:长幼为年龄之别。年龄不同,则生理功能、病理反应各异,治法亦应该区别对待。

(2)认知方式:通过望诊、问诊即可了解年龄。

(3)思辨重点:掌握患者的真实年龄,察其形与神是否与年龄相称,了解其发育是否正常。对于年龄与发育状况严重不匹配者,需要了解其骨龄发育情况,真正掌握患者的生理年龄。

(4)临床意义:辨别患者的年龄对了解其生理及病理状况有较大帮助,对临床用药有较大指导价值。小儿生机旺盛,但脏腑娇嫩,气血未充,发病则易寒易热,易虚易实,病情变化较快,用药量宜轻,疗程宜短,忌用峻剂;青壮年则气血旺盛,脏腑充实,发病多邪正相争剧烈,多为实证,可以侧重于攻邪泻实,用药量可重;老年人生机减退,气血日衰,脏腑功能衰减,病多表现为虚证,或虚中夹实,多用补虚之法,或攻补兼施,用药量应比青壮年少,讲究"中病即止"。

查患者的长幼尚可以了解天癸的至与否,绝与否,早衰与否,可以进一步了解病因情况,是因病致衰,还是因衰致病。对于小儿生理发育严重落后于年龄者,多为"五迟"之范畴。

(5)联系形神:长幼与形神有一定的关系。年小者,形多娇嫩,形气未充,神意不足,殆至长极,形骸赅备,神意充沛,及至老年,形体消减,神意渐弱。至于早衰者,五迟者,形神皆不足,多为先天肾精不足,后天脾胃失养。

4. 干湿

(1)一般情况:干湿,即居住之环境。不同的地域,地势有高下,气候有寒热、燥湿,水土性质各异。

(2)认知方式:主要通过问诊而得之,可以旁参望诊。

(3)思辨重点:询问患者的原籍、长期居住地、现居住地,根据提供的信息,参照其所在地的气候特点及民俗风情。

(4)临床意义:可以辨明此病是否与所在环境相关,以便采取针对性措施。如福建、台湾等东南之地,滨海傍水,地势低洼,气候温暖潮湿,患者腠理多疏松,阳气容易外泄,易感邪而致感冒,风热者居多,多采用桑叶、菊花、薄荷之类。若因风寒所致,亦多选用荆芥、防风,即使用麻黄、桂枝亦应该减量而施之。

(5)联系形神:干湿与形神有一定关系,所居北方者,多干燥,形多粗壮;所居南方者,多湿热,形多瘦小。

5. 劳逸

(1)一般情况:劳逸是指劳累和安逸,劳逸结合是保证人体健康的必要条件,如果劳逸失度,过劳或过逸,都不利于健康,可以导致脏腑经络及气血精津的失常,进而导致疾病的发生。

(2)认知方式:主要通过望诊与问诊获知。

(3)思辨重点:通过问诊了解患者脑力劳动与体力劳动的多寡,患者目前是处在悠闲状态还是处在繁忙状态,是否有较大的压力及思想包袱。

(4)临床意义:过劳,包括劳力过度、劳神过度、房劳过度三种。劳力过度,又称"形劳";劳神过度,又称"心劳"或"神劳";房劳过度,又称"肾劳"。

(5)联系形神:劳逸与形神关系较为密切。劳逸要结合,劳逸要适度,过劳可以耗伤形神,劳神而又伤肉;过逸亦可致气机不畅,阳气不振而神情不振,形体消减。

6. 鳏寡

(1)一般情况:鳏指鳏夫,寡指寡妇,指男无妻或丧妻,女丧夫的情况。和谐正常的夫妻生活能够保持良好的情绪,促进气血精津的运行,反之,阴阳失调,情志紊乱,易酿生疾病。

(2)认知方式:主要通过问诊而获知。

(3)思辨重点:通过问诊了解是否结婚、独居、离异、丧偶等情况,是否有正常稳定的夫妻生活。进一步求证病因,辨明该病的发生是否与鳏寡有关。

(4)临床意义:古人强调"阴阳和合",鳏寡之人从家庭而言,阴阳已经失和,此必影响情志,或直接伤及内脏,尤易伤及心、肝、脾,或影响脏腑气机,悲则气消,思则气结,继而发为情志病。更有终生未婚者,应该查有无隐疾及心理障碍。

(5)联系形神:鳏寡与形神有一定关系,突致鳏寡,多能影响情志,伤及心神。

7. 生育

(1)一般情况:生育多与生殖功能及胎产后疾病有关,了解男子不育、早泄、阳痿等情况,了解女子不孕、早孕、妊娠次数、生产胎数等情况。

(2)认知方式:多通过问诊与切诊获知,问诊可了解男子不育、性生活等情况,了解女子不孕、经带胎产等情况,切诊可以了解气血及是否早孕。

(3)思辨重点:明辨患者是否怀孕,有无异常;明确患者是否不孕不育,是全不产还是断续不产;必要时,可询问患者性生活情况;询问女子妊娠次数、流产次数、产子情况。

(4)临床意义:天癸是生育之关键,是促进人体生殖器官发育成熟和维持人体生殖功能的一种物质,主要源自肾,故而通过生育情况能够较好了解肾气、肾精的情况。生育这一辨证元素尚可指导用药,怀孕期用药一定要慎重,有慎用者,有忌用者,多次妊娠胎产者,应该多兼顾补益气血。

(5)联系形神:生育辨证元素与形神有一定关系,不孕不育者,多肾气、肾精不足,形神不足;多次妊娠,多胎,多子者多损及肾气、肾精,亦会衰减形神。

8. 新旧

(1)一般情况:病之新旧多就原发、继发以及病程而言,原发或病程短,多为新病;继发或病程久,多为旧病。

(2)认知方式:新旧多由问诊而定,问发病的时间及其持续的时间便知。

(3)思辨重点:通过问诊了解起病时间,确定病是新病还是旧病,伤为新伤还是旧伤。

(4)临床意义:辨明新旧可进一步明确病因,可了解是新病引发旧病还是旧病带发新病,可以根据新病与旧病以辨明标证与本证,进一步指导治疗,即当务之急,当从新病论治还是从旧病切入。

(5)联系形神:新旧辨证元素与形神有一定关系,新病多在短期内不影响形神,病时日久远,可能耗气伤精,继而损伤形神。

9.裕涩

(1)一般情况:裕,即富裕;涩,即贫穷。多指患者家庭条件和经济条件,人之生理及病理受情志有较大影响,而裕涩往往会影响情志。

(2)认知方式:通过问诊及望诊可以获知。

(3)思辨重点:可以了解患者是富裕还是贫穷,了解患者既往有无过度检查及不及检查、有无过度治疗及不及治疗。

(4)临床意义:贫与富对人体而言没有绝对的影响,关键要看以何心态处之。但经济地位久之可影响人体脏腑功能和气血运行。当经济条件有巨大波动时会影响人之生理状态与病理状态,《素问·疏五过论》指出"尝贵后贱"可以导致"脱营"病变,"尝富后贫"可以导致"失精"病变。

(5)联系形神:裕涩辨证元素与形神有一定联系。从物质而言,裕涩对神无太多影响。然而,从情志而言,裕者,多心情舒畅,神采奕奕;涩者,多情志抑郁,精神萎靡。

10.旺晦

(1)一般情况:旺,指顺利,处在顺境;晦,指不顺,处在逆境。旺晦多影响情志,从而影响人之生理及病理状态。

(2)认知方式:通过问诊及望诊可知该辨证元素。

(3)思辨重点:了解本病是否与所处境遇有关,是否与情绪有关。

(4)临床意义:旺者多喜,晦者多怒、忧、思、悲,此类情志长久刺激均会引发或诱发疾病的发生。《灵枢·百病始生》云:"喜怒不节,则伤脏。"通过旺晦的了解可指导治疗本病的时候是否需要兼调情志。

(5)联系形神:旺晦之辨证元素与形神有一定关系,旺晦多由情志而影响神情,旺者多喜,神志多佳;晦者多悲,神志不佳。

重要元素

1.盛衰

(1)一般情况:盛衰,是指邪正的盛与衰。《素问·通评虚实论》云:"邪气盛则实,精气夺则虚。"虚与实一般是相对而言的,正气与邪气两种力量不是固定不变的,而是在其不断斗争的过程中,力量发生了消长盛衰变化。

(2)认知方式:盛与衰通过望、闻、问、切四诊综合而得,而切诊当为其中之重点,脉数、滑、洪等多为盛,脉细、虚弱无力等多为衰。

(3)思辨重点:辨别盛衰,即辨明虚实。重点需要辨别气血之虚实,是气血旺盛,还是气血亏虚,有无气滞、有无血瘀。

(4)临床意义:盛者有两层含义,一指邪气,一指正气。邪气盛者,多实证,常见于外感六淫和疫疠致病的初期和中期,或由于水湿痰饮、食积、气滞、瘀血等引起的内伤病证,实证多见于体质比较壮实的患者;正气盛者,气血多充足,体质多强壮,一般不容易生病,即使感病亦较轻,且容易康复。衰多指正气不足,多虚证,多见于素体虚弱,精气不充,或病程日久,耗伤人体的精血精液,正气化生无源。

盛衰不是绝对的,有虚实错杂,其可分虚中夹实、实中夹虚两类;有虚实转化,可分为由实转虚和因虚致实两种;尚有虚实真假,包括真实假虚和真虚假实。盛衰与疾病的转变密切相关,大体可以分为正胜邪退、邪去正虚、邪胜正衰、邪正相持四种情况。

(5)联系形神:盛衰与形神密切相关。邪气盛者可影响形神,病久伤形,邪气重者扰神、乱神。正气盛者,精气足,培形而育神。正气衰者,气血精津皆不足,形体亦不充,神无以养,故而可出现少神、失神等。

2. 阴阳

(1)一般情况:阴阳是中国古代哲学概念,是对自然界相互关联事物属性的总括。阴阳是归类病证的两个重要纲领,它无所不指,亦无所定指,疾病的性质、证的类别及临床表现,均可以用阴阳进行概括或分类。如《素问·阴阳应象大论》说:"善诊者,察色按脉,先别阴阳。"后续医家秉承此观念,《类经·阴阳类》云:"人之疾病……必有所本。故或本于阴,或本于阳,病变虽多,其本则一。"《景岳全书·传忠录》亦云:"凡诊病施治,必须先审阴阳,乃为医道之纲领,阴阳无谬,治焉有差? 医道虽繁,而可以一言蔽之者,曰阴阳而已。"

(2)认知方式:可以通过望、闻、问、切四诊合参获得阴阳的信息,但首重望诊。

(3)思辨重点:首先,应熟知对人体生理之阴阳的辨别、对人体组织结构的阴阳归属、人体生理功能的阴阳归类;对病因的阴阳分类要辨别清楚,对病理变化的阴阳属性要辨识清晰。如阴偏盛、阳偏盛、阴偏衰、阳偏衰、阴损及阳、阳损及阴、阴盛格阳、阳盛格阴、亡阴证、亡阳证。要细辨面色、脉象、舌象、声音是否一致,是否归属于阴或阳。

(4)临床意义:色泽鲜明者多属阳,色泽晦暗者多属阴。语声高亢洪亮、多言躁动者,多属实、属热,为阳;语声低微无力、少言而沉静者,多属虚、属寒,为阴。呼吸微弱者,多属于阴证;呼吸有力,声高气粗者,多属于阳证。躁动不安者多属于阳,蜷卧静默者多属于阴;身热恶寒者多属于阳,身寒喜暖者多属于阴。寸部脉者为阳,尺部脉者为阴;脉至者为阳,脉去者为阴;数脉者多为阳,迟脉者多为阴;浮大洪滑脉者多为阳,沉涩细小脉者多为阴。症见面色苍白、四肢逆冷、精神萎靡、畏寒蜷卧、脉微欲绝者,兼有面红、烦热、口渴、脉大无根者多为阴盛格阳,即真寒假热证;症见壮热、面红、气粗、烦躁、舌红、脉数大有力者,兼有四肢厥冷、脉沉伏者多为阳盛格阴,即真热假寒证。症见冷汗淋漓、心悸气喘、面色苍白、四肢逆冷、畏寒蜷卧、精神萎靡、脉微欲绝等症多为亡阳证;症见大汗不止、烦躁不安、心悸气喘、体倦无力、脉数躁动等症多为亡阴证。

(5)联系形神:阴阳之辨证元素与形神有重要关系,形神多可以用阴阳的事物属性去归类,形强神充多为阳,形弱神失多为阴。

3.表里

(1)一般情况:表里是辨别病证部位之内外、深浅之重要纲领。表与里也是一组相对概念,一般而言,身体的皮毛、腠理在外,属表;血脉、骨髓、脏腑在内,属里。表里辨别多对外感疾病的诊断及治疗有重要意义,它可以说明病情的轻重深浅及病机变化的趋势,从而把握疾病演变的规律,取得诊疗的主动性。

(2)认知方式:可以通过望、闻、问、切四诊合参获得表里的信息,但首重切诊。

(3)思辨重点:问明起病时间及其发病的诱因,问明病痛之所在,明确掌握病位。辨清病在体表还是脏腑,在经还是在络,辨清当前主要是表证未除还是里证未显,病变关键是表为主还是里为主。

(4)临床意义:症见新起恶风寒,或恶寒发热,头身疼痛,喷嚏,鼻塞,流涕,咽干喉痛,微有咳嗽、气喘,舌淡红,苔薄白,脉浮者,多为六淫、疫疠等邪气,经皮毛、口鼻侵入机体的初期阶段,正气抗邪于肌表,发为表证;症见寒热往来,胸胁苦满,心烦喜呕,嘿嘿不欲饮食,口苦,咽干,目眩,脉弦者,所谓半表半里之证;症见非表证与半表半里之证者,多为脏腑、气血、骨髓等受病,发为里证。

(5)联系形神:寒热之辨证元素与形神有重要关系。表证者,形神多不受损害,里证者,形神多有损害。

4.寒热

(1)一般情况:寒热是辨别疾病性质的两个重要元素。寒有表寒与里寒之分,表寒者多为外感寒邪,里寒者多为阳气虚衰而致阴寒内盛。热有表热与里热之别,表热者多为外感火热之邪,里热者多为阴液不足而致阳气偏亢所致。《素问·阴阳应象大论》言"阳胜则热,阴胜则寒",《素问·调经论》云"阳虚则外寒,阴虚则内热"。

(2)认知方式:可以通过望、闻、问、切四诊合参获得寒热的信息,但首重问诊。

（3）思辨重点：问清患者发热恶寒的时间、程度、部位，厘清先寒后热、先热后寒，是否有寒热往来，是否伴发寒战，务必辨清寒热真假。

（4）临床意义：症见恶寒喜暖，肢体蜷缩，冷痛喜温，口淡不渴，痰、涕、涎液清稀，小便清长，大便溏薄，面色白，舌淡，苔白，脉紧或迟者，多为感受寒邪或阳虚阴盛，导致机体活动功能受到抑制，发为寒证；症见发热，恶热喜冷，口渴欲饮，面赤，烦躁不宁，痰、涕黄稠，小便短黄，大便干结，舌红少津，苔黄燥，脉数等，多为感受热邪，或脏腑阳气亢盛，或阴虚阳亢，导致机体功能亢进，发为热证。

从《中藏经》中总结寒热元素辨析的要义为：其寒热，多以面色、形神、脉象、主诉四者为要素，即以形证脉气为依据，可分为脏寒证，脏热证；腑寒证，腑热证。各脏腑寒热的指征主要是：

肝寒证：两臂痛不能举，舌本燥，多太息，胸中痛，不能转侧，其脉左关上迟而涩。

肝热证：喘满而多怒，目痛，腹胀满，不嗜食，所作不定，睡中惊悸，眼赤，视不明，其脉左关阴实。

心寒证：心有水气则痹，气滞身肿，不得卧，其阴肿。

心热证：左手寸口脉大甚，则手内热赤，肿太甚，则胸中满而烦，澹澹，面赤目黄。

脾寒证：吐涎沫而不食，四肢痛，滑泄不已，手足厥，甚则战栗如疟。

脾热证：面目黄赤，季胁痛满。

肺寒证：喘咳，身但寒不热，脉迟微。

肺热证：唾血，其脉细、紧、浮、数、芤、滑，或胀满、喘急、狂言、瞑目、口鼻张、大小便头俱胀、饮水无度。

肾寒证：阴中与腰脊俱痛，面黑耳干，哕而不食，或呕血，或腹大、脐肿、腰重痛、不得溺、阴下湿如牛鼻头汗出，大便难，其面反瘦。

肾热证：口舌干焦，而小便涩黄，或口热舌干，咽肿，上气，咽干及心烦而痛，黄疸，肠澼，痿厥，腰脊背急痛，嗜卧，足下热而痛，胻酸。

胆寒证：恐畏，头眩不能独卧。

胆热证：惊悸，精神不守，卧起不宁，多睡。

小肠寒证：泻脓血，或泻黑水，下肿重。

小肠热证：口生疮，身热去来，心中烦满，体重，小便赤涩。

胃寒证：腹中痛，不能食冷物，左关上脉浮而迟。

胃热证：面赤如醉人，四肢不收持，不得安卧，语狂，目乱，便硬，唇黑，热甚则登高而歌，弃衣而走，癫狂不定，汗出额上，鼽衄止，左关上脉浮而数。

19

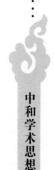

大肠寒证:溏泄。

大肠热证:便结,胀满而大便不通,垢重;热极则便血。

膀胱寒证:小便数而清。

膀胱热证:气急,小便短涩而不利。

三焦寒证:不入食,吐酸水,胸背引痛,咽干。

三焦热证:上焦实热则额汗出,身无汗,能食而气不利,舌干、口焦,咽闭,腹胀,时时胁肋痛;中焦实热,则上下不通,腹胀而喘咳,下气不上,上气不下,关格而不通;下焦实热则小便不通,大便难,重痛。

(5)联系形神:寒热之辨证要素与形神有重要关系,寒证形多收引,多蜷缩,神意淡漠;热证形多亢进,神意躁急,甚则狂躁。

5. 虚实

(1)一般情况:虚实是辨别邪正盛衰的两个重要元素。主要反映疾病过程中形神得失、正气强弱、邪气盛衰。实多指邪气亢盛,虚多指正气不足,《素问·通评虚实论》曰"邪气盛则实,精气夺则虚",《景岳全书·传忠录》亦云:"虚实者,有余不足也。"

(2)认知方式:可以通过望、闻、问、切四诊合参获得虚实的信息,但首重切诊。

(3)思辨重点:辨别神、形、证、脉、舌、便六者是否一致,辨别虚证、实证、虚实真假,进一步明确应不应补、该不该泻。

(4)临床意义:虚证多为人体阴阳、气血、津液、精髓不足,以"不足、松弛、衰退"等为表现,实证多以感受外邪,或疾病过程中阴阳气血失调,体内病理产物蓄积,以"有余、亢盛、停聚"为主要特征。若实证兼有神情默默、身体倦怠、懒言、脉象沉细等虚证,多为真虚假实证,即所谓"大实有羸状";若虚证兼有腹胀腹痛、二便闭塞、脉弦等实证,多为真虚假实证,即所谓"至虚有盛候"。

然虚实之辨,各家所据不同,或以正气盛衰分,或以邪气盛衰分,或以病与不病分,或以气血分,或以痼新(旧痼新疾)分,或以寒热分,或以结散分,或以壅陷分,或以动静分,或以顺逆分,未能划一。《中藏经》以阴阳之病证、脏腑之上下分属虚实诸候,简明扼要:

肝实证:引两胁下痛,痛引小腹,令人喜怒。

肝虚证:如人将捕之。

心实证:小便不利,腹满,身热而重,温温欲吐,吐而不出,喘息急,不安卧,喜笑不息,其脉左寸口及人迎皆实大。

心虚证:恐惧多惊,忧思不乐,胸中苦痛,言语战栗。

脾实证:舌强直,不嗜食,呕逆,四肢缓。

脾虚证:精不胜,元气乏,失溺不能自持。

肺实证:上气喘急,咳嗽,身热,脉大。

肺虚证:力乏,喘促,右胁胀,语言气短,不能息,喘咳上气,利下,多悲感,耳重,咽干。

肾实证:烦闷,脐下肿,腹大胫肿,喘咳,身重寝汗出,憎风。

肾虚证:面色黑,其气虚弱,翕翕少气,两耳若聋,精自出,饮食少,小便清,膝下冷,其脉沉滑而迟。

胆实证:惊悸,精神不守,卧起不宁。

胆虚证:恐畏,头眩不能独卧,左关上脉阳微。

小肠实证:口生疮。

小肠虚证:泻脓血,或泻黑水,左寸口脉浮而微软弱。

胃实证:中胀便难,肢节疼痛,不下食,呕吐不已,左关上脉浮而短涩。

胃虚证:肠鸣腹满,引水,滑泄。

大肠实证:胀满而大便不通。

大肠虚证:滑泄不定。

膀胱实证:气急,小便黄涩,腹胀大。

膀胱虚证:小便数而清。

三焦实证:上焦实则舌干口焦咽闭,腹胀;中焦实则上下不通;下焦实则小便不通而大便难。

三焦虚证:上焦虚不能制下,遗便溺而头面肿;中焦虚则腹鸣鼓肠;下焦虚大小便泻下不止。

(5)联系形神:虚实之辨证元素与形神有重要关系,虚者多形弱神衰,实者多形强神亢,进而发展为形弱神衰。

6.主从

(1)一般情况:主者,主症也,即疾病之主要矛盾;从者,次症也,或称兼症,或称伴发症,为疾病之次要矛盾。

(2)认知方式:可以通过望、闻、问、切四诊合参获得主从的信息,但首重问诊。

(3)思辨重点:问明病史、证候、因果关系,明了主诉及其前医治疗经过及其治疗效果。厘清本病的主症与从症,明确刻下的主症与从症。

(4)临床意义:辨清主从可以指导治疗,主症者是当务之急,宜速决,防止疾病进展,及时控制病情,次症者可兼顾之。

(5)联系形神:主从之辨证元素与形神有一定关系,主症者多影响形神,从症者影响次之。

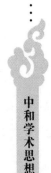

7. 标本

（1）一般情况：标和本的概念也是相对的，标本关系常用来概括说明事物的现象和本质，亦可概括疾病过程中矛盾的主次、先后。标本是随着疾病发展变化的具体情况而变化的。就邪正而言，正气为本，邪气为标；就病机与症状而言，病机为本，症状为标；就发病先后而言，旧病、原发病为本，新病、继发病为标；就病位而言，脏腑精气病为本，肌表经络病为标。故而，标本不是绝对的，而是相对的，可转化的。

（2）认知方式：标本的辨识主要为问诊，亦需旁参望、闻、切三诊。

（3）思辨重点：通过四诊的筛查，当须明断疾病的本质与表现、真与假、急与缓。能够准确地分清病证的主次先后与轻重缓急，从复杂的疾病矛盾中找出其主要矛盾或矛盾的主要方面，进而采取有针对性的治疗方法，以获得理想的治疗效果。

（4）临床意义：明辨标本之后，须制定治则，即"急则治其标""缓则治其本""标本兼治"。

（5）联系形神：标本是重要辨证元素，与形神有重要联系。标证多显于形，本证多显于神；标证病短、多实，影响神情，本证病长、多虚，病久则伤形。

8. 逆顺

（1）一般情况：逆，即逆证；顺，即顺证。此辨证元素是化裁于《中藏经》所得。

（2）认知方式：可以通过望、闻、问、切四诊合参获得逆顺的信息，但首重切诊。

（3）思辨重点：脉证合参，顺逆可判。然一病有多证多脉，一证亦有多证多脉，如何撮其要领以辨顺证、逆证？《中藏经》以阴阳病证和形脉之相符与否而辨识顺逆。必须了解病程、证候、治疗效果，获知：疾病是否向愈，抑或恶化；医者是否失治，抑或误治，是否重新诱发。

（4）临床意义：凡阳病阴证、阴病阳证、上下交变、阴阳颠倒、冷热相乘，皆可谓阴阳病证不相符，是为逆证；凡形瘦脉大、胸中多气，形肥脉细、胸中少气，皆可谓形脉不相符，亦为逆证。反此者，则为顺证。

（5）联系形神：逆顺之辨证元素与形神有重要关系。顺证多不影响形神，逆证多消耗形体，耗伤心神。

9. 生死

（1）一般情况：生证，即易痊之证（良性）；死证，即难愈之证（恶性），非限于死生之含义。此辨证元素亦源自孙光荣教授研习《中藏经》之感悟。《中藏经》则将决生死列为脏腑辨证八纲之一，列举决生死之脉证共 116 条，专论决生死法,盖以望诊、闻诊及切诊所获知的患者舌象、脉象以及声音、色泽、形体、气味等形、证、脉、气为依据,决断其病证之生死。

(2)认知方式:通过望、闻、问、切四诊合参,并参照实验室检查结果,可获得生死的信息,但首重切诊。

(3)思辨重点:通过四诊,了解机体之整体,察明脉象、舌象、特殊指征,问明得食与否,进一步了解生机是否存在,判明疾病的预后。

(4)临床意义:辨生死亦当视脉证是否相符,而《中藏经》则据五色、五脉、时气三者相应与否而明辨,且尤重脉诊以别生死,兼顾色泽以定吉凶。

(5)联系形神:生死之辨证元素与形神有重要联系,生证形神多不受损伤,死证形神多严重耗伤,很难恢复。

中和组方

孙光荣教授出生于中医世家,其父亲乃丹溪学派,在当地医名远誉。孙光荣教授年轻时拜著名的中医学家李聪甫教授为师,跟师抄方7年余,得李聪甫教授之真传。在李聪甫教授的指导下,重视脾胃和阳气在人体的作用,重视调和气血在治疗疾病中的作用。孙光荣教授通过研究《黄帝内经》《中藏经》《伤寒论》《金匮要略》《脉经》等中医古籍,提炼出了"天人相应为指导的基本观点;脏腑中心阴阳平衡的生理观点;从顺其宜的治疗原则;贵阳贱阴的治疗思想;以及寒热虚实生死逆顺的辨证八纲"。孙光荣教授认为方贵平和,法需严谨。用药虽多,不可杂乱,必须"胸中有大法,笔下无死方"。处方原则一是"扶正祛邪",二是"补偏救弊",参照经方模式进行创新。孙光荣教授继承经方而在长期临床实践体验中创造了"三联药组"构成"三型组合"的方剂结构模式,依照药物功效区分君臣佐使,将"三联药组"构成"三型组合"方剂结构进行辨证用药。第一型:扶正组合,也可以说是"增防型"组合。主要用于增强抵抗力,即增强防御功能,重在益气活血,益气活血又重在益气,并视需要补其不足、纠其所偏。第二型:祛邪组合,也可以说是"主攻型"组合。主要用于攻邪,但"三联药组"中,必有一味药用来助攻或制衡,即用以相须、相使、相杀、相畏。第三型:辅助组合,也可以说是"引导型"组合。主要用于引药直达病所,或用针对性强的专病专药。即针对患者诸不适症状,继之以药物补处方之不足,用引经药物使其归于病所,纠药物之毒性,调和诸药。然补引纠和诸药剂量不可过大,量大则喧宾夺主,于治病无益。只需"四两拨千斤",轻轻一拨,使诸药归于"中和"即可。这样仿经方之意而不拘泥于经方之药,师经方之意而为时方之用,根据经方组方的宗旨,针对当代病证特点而组方用药,"继承不泥古,创新不离宗"。

孙光荣教授依照药物功效区分君臣佐使,将"三联药组"构成"三型组合"方剂结构进行辨证用药的新型处方模式,打破了传统的按照单味药物的功效进行君臣佐使布局的处方思想,使得处方变得更加严谨和规范。同时,由于"三联药组"的组方思想是在"2+1=3"的"药对(2味中药联合配伍而成)→角药(3味中药联合配伍而成)"思路下形成的,对于药物的"药对"配伍和加减运用有了进一步提高。这种"三联药组"的组方思想在整个方剂学史上是一个创新,具有强大的生命力和创造力。在研究《中藏经》的过程中,孙光荣教授提炼出了"寒热虚实生死逆顺"的新八纲辨证思想,同时指出,要想通过治疗使疾病的发展得到控制,就要重视"调和阴阳"在治疗中的作用。"阴不足则济之以水母,阳不足则注之以火精"。孙光荣教授重视通过五脏阴阳的调和来实现气血津液之间的平衡。孙光荣教授通过阴阳、五脏、气血津液的补益调和,达到阴阳平衡的治疗效果,这种治疗方法即"中和"的学术思想,就是通过药物的作用实现五脏气血阴阳之间的调和,恢复人体健康。同时,孙光荣教授重视扶助脾胃阳气、调和气血在治疗疾病中的作用,在孙光荣教授的处方中多数能见到人参、黄芪、丹参等补益气血的药物。

中和组方,是在中和思想的指导下,根据中和辨证的结果,采用的不偏不倚、调平燮和的组方用药方法。

中和组方的基本原则

- 遵经方之旨,不泥经方用药。
- 谨守病机,以平为期。
- 中病即止,不滥伐无过。
- 从顺其宜,患者乐于接受。

中医治疗关键是调理,而调理之方药应该是"平和"的方药组合,一忌在未固护正气的前提下施以大热、大寒、大补、大泻之剂;二忌过度滋腻,过度攻伐;三忌崇贵尚奇,以昂贵难求、不可寻求之奇方怪药而求奇验。犯此"三忌",都会给患者的身体造成不可估量的伤害。当前医源性、药源性疾病愈来愈多,大多是由于遣方用药没有合理组合,而导致对机体严重伤害,乃至死亡。

中和组方用药就是要强调谨守病机、以平为期。方药中要阴阳结合、动静结合、升降相应、收散兼融、寒热共享等,以期在保证用药安全的前提下,达到药到病除的目的。

组方用药范例

孙光荣教授经过大量的临床探索和验证,获得经方继承创新之心得,就是以"三联药组"的功能按照君臣佐使模式组方用药。每组三药,应充分发挥其相须、相使、相畏、相杀的功能。如:生晒参、生黄芪、紫丹参组合,可益气活血;炒谷芽、炒麦芽、鸡内金组合,可消积化食。每组功能可明确为"扶正组合""祛邪组合""辅助组合"等。根据确定的治则治法,每方可由一组、二组、三组、四组等组成。必要时,还可根据病证需要,在常用药组中增减。

1. 以化裁生脉散为例

生脉散来源于《内外伤辨惑论·卷中·暑伤胃气论》。由人参五分、麦冬五分、五味子七粒组成。何以谓之"生脉散"?吴昆释曰:"名曰生脉者,以脉得气则充,失气则弱,故名之。"对于方解,原释详为:"圣人立法,夏月宜补者,补天真元气,非补热火也,夏食寒者是也。故以人参之甘补气,麦冬之苦寒,泄热补水之源,五味子之酸,清肃燥金,名曰生脉散。孙真人云:五月常服五味子,以补五脏之气,亦此意也。"此方的要旨为甘、苦、酸并用,区少章在此方加一味黄芪,组成区氏复方生脉散,即人参 6g(另炖服),黄芪 4.5g,五味子 1.5g,麦冬 4.5g。原方之上,加一味黄芪,用于阳气未充,阴血未长,禀赋薄弱,血气不和者。黄芪味甘,配伍人参更能补气,加强补益之功能,气足则血充,黄芪又能升阳举陷,故阳气未充,阴血未长者宜。五味子之酸能敛,更能补五脏之气,麦冬之苦寒可以泄热补水,四者共享,配伍要义同,但赋予了新的治疗功能,此即为化裁之精义。

孙光荣教授在此基础上,运用中和组方进行了新的化裁:

第一个"三联药组":生晒参 10g,生北黄芪 15g,紫丹参 10g。具有益气活血之功。

第二个"三联药组":麦冬 15g,法半夏 6g,广陈皮 6g。具有清热化痰之功。

第三个"三联药组":五味子 3g,灵磁石 10g,生甘草 5g,具有敛阴镇心之功。

全方在区氏复方生脉散基础上加紫丹参、广陈皮、法半夏、灵磁石、生甘草,共奏益气活血、清热化痰、敛阴镇心之功能,为便于区别和记忆、运用,根据友人建议名之"孙光荣胸痹汤",主治胸痹病,适用于气虚胸闷、心悸心烦、汗多口渴、津少痰稠、舌绛、苔黄、脉涩等症。

此方得来,源自时方之化裁。然功用、主治有了全新的内涵,而组方之旨尚未发生本质变化,在生晒参、生北黄芪的基础上,加上紫丹参活血,使得血行气畅;在麦冬的基础上,加上广陈皮、法半夏二药理气健脾,重在化痰,配用麦冬苦寒之性以清化热痰;在五味子的基础上,加用灵磁石以重镇安神,酸以收之,重以镇之,共奏敛阴镇心,加用生甘草调和诸药。组方思路与原方全然一致,然药物作用导向不一,功用主治自然发生了变化,此类化裁遵原方组方之思想精华,然用药发生变化,拓展了治疗范围。临证使用该类方,安全可用,疗效确切。

组方的一个重要特点即组方模式是"三联药组"构成"三型组合"。

第一型:扶正组合,也可以说是"增防型"组合。用于增强抵抗力,即增强防御功能,重在益气活血,益气活血中又重在益气,并视需要补其不足,纠其所偏。这就是"生晒参、生北黄芪、紫丹参""鸡内金、炒谷芽、炒麦芽"等"三联药组"的用法。其中"生晒参、生北黄芪、紫丹参"组合可以说为"三联药组"中的典型组合,孙光荣教授之处方,十有八九均以此组合主打,此亦切合孙光荣教授之用药基本思路,气血即阴阳,气血失和、阴阳失和,均需要调燮,此三药可以胜任,故以此三药益气活血,为"三联药组"之君(外感病除外)。

第二型:祛邪组合,也可以说是"主攻型"组合。用于攻邪,但"三联药组"中,必有一味药来助攻或制衡,即用以相须、相使、相杀、相畏。这就是"麦冬、法半夏、广陈皮""金银花、蒲公英、连翘壳"等"三联药组"的用法。

第三型:辅助组合,也可以说是"引导型"组合。主要用于引药直达病所,或用针对性强的专病专药。这就是"云茯神、炒酸枣仁、灯心草""蔓荆子、西藁本、紫浮萍"等"三联药组"的用法。

中和组方是按照君臣佐使的架构进行组方的,其组方模式是将"三联药组"构成"三型组合"来组方。用"三型组合"组方,指导思想就是"中和",根本目的是"三求":求稳、求准、求灵。追求"三效":速效、高效、长效。基本思想是仿经方之意而不拘泥于经方之药(当然,完全适用于本病证者,可以照搬经方),即根据经方组方的宗旨,而针对当代病证特点而组用药,此即"继承不泥古,创新不离宗"。

孙光荣教授在临证之余,与计算机界的朋友交流心得,甚有感悟,此组方之法可以实施数字化,可以量化。"三联药组"构成"三型组合"的数字化,一是可以针对不同病证的组方需求,通过赋予君臣佐使不同的权重,而得出不同的用药系数;二是可以宗经方之意创新适合当代病证的有效方剂。在计算机的识别及匹配下,可以无穷加减,可以无穷变化。具体设想为,在界定药物性味、归经、功能的基础上,根据治疗需要指令,计算机可以自动形成"三联药组";然后,根据病证指标和治疗需要,又可以自动生成"三型组合"。如此,将产生出一个无穷的方剂库,并且此类方剂均能经得起安全及疗效的考验。

(1)孙光荣扶正祛邪中和汤(基本方)

1)组成:

生晒参 10g　生北黄芪 15g　紫丹参 10g
北柴胡 12g　川郁金 12g　制香附 12g
法半夏 10g　广陈皮 10g　淡黄芩 10g
大枣 10g　生姜片 10g　生甘草 5g

2)方解:此方为孙光荣教授临证之基本方,为调畅和中之经典代表方。第一联药组具有益气活血之功,为君药组;第二联药组具有疏肝解郁之功,为臣药组;第三联药组具有清热化痰之功,为佐药组;第四联药组具有补引纠和的作用,为使药组(补引纠和,即补益、引导、纠偏、调和)。四组药物共奏益气活血、疏肝解郁、清热化痰之功。

3)适应病证:

①脉象:弦,弦细,弦滑,沉弦。

②舌象:舌质红,淡红,舌苔黄,微黄,黄白而稍腻。

③症状:发热,持续低热,寒热往来;心烦胸满,欲呕,呕吐,口苦,萎靡不振,懒言,不思食。

4)随症加减举例:

①急性胆囊炎、慢性胆囊炎:去制香附、淡黄芩,加蒲公英15g、海金沙15g、金钱草15g。

②厌食症:去制香附、淡黄芩,加鸡内金6g、炒谷芽15g、炒麦芽15g,津少咽干再加金石斛15g。

③抑郁症:去制香附、淡黄芩,加制远志10g、石菖蒲10g;舌苔白腻,再加佩兰叶6g。

④急性肝损害:去制香附,加地耳草15g、蒲公英15g、鸡骨草15g;中焦否格,再加隔山消10g。

5)化裁方来源——小柴胡汤(《伤寒论》):

原方组成:柴胡半斤,黄芩、人参、甘草(炙)、生姜(切)各三两,大枣十二枚(擘),半夏半升(洗)。以水一斗二升,煮取六升,去滓,再煎取三升,温服一升,日三次。

应用大旨:宜中气,中焦,中和。忌大汗,大吐,大泻。

经方要义:

①方剂分类:属于和解剂。

②针对病证:往来寒热,胸胁苦满,喜呕,不欲饮食,心烦口苦,咽干,目眩,寒热发作有时。

③配伍特点:扶正祛邪兼顾(人参、大枣、甘草扶正,其余祛邪);一清一散并行(柴胡、黄芩)。

④选方提要:有柴胡证,但见一证便是,不必悉具。

应用精义:

①曹颖甫《伤寒发微》:柴胡以散表热,黄芩以清里热,湿甚生痰,则胸胁满,故用生姜、生半夏以除之。中气虚则不欲饮食,故用人参、炙甘草、大枣以和之,此小柴胡汤之大旨也。

②吴谦《医宗金鉴》:邪传少阳惟宜和解,汗、吐、下三法皆在所禁……故立和解一法,既以柴胡解少阳在经之表寒,黄芩解少阳在府之里热,犹恐在里之太阴,正气一虚,在经之少阳,邪气乘之,故以姜、枣、人参和中而预壮里气,使里不受邪而和,还表以作解也。

③《伤寒论》:有柴胡证,但见一证便是,不必悉具。

(2)孙光荣建中和胃汤:

1)组成:

太子参15g　　生北黄芪15g　　紫丹参10g

川桂枝6g　　　杭白芍12g　　　广橘络6g

炒白术10g　　大枣10g　　　　生姜片10g

鲜饴糖20g　　生甘草5g

2)方解:第一联药组具有益气活血之功,为君药组;第二联药组具有敛阴引阳之功,为臣药组;第三联药组具有健脾和胃之功,为佐药组;第四联药组具有补引纠和的作用,为使药组。四联药组共奏益气补中、健脾和胃之功。

3)适应病证:

①脉象:虚,虚细,虚细且涩,弦细,芤。

②舌象:舌质红,暗红,淡紫,舌苔白,微白,白腻。

③症状:气短,心悸,手足烦热;腹痛喜按,小便自利或频数。

4)随症加减举例:

①胃溃疡:呃逆,欲呕者,去鲜饴糖、生甘草,加乌贼骨12g、西砂仁4g、延胡索10g;喜食寒者,再去川桂枝,加瓦楞子10g;喜食热者,再改川桂枝为高良姜10g。

②血小板减少性紫癜:去川桂枝、鲜饴糖,加淡紫草10g、芡实15g、白鲜皮10g、生地黄炭10g。

③再生障碍性贫血:加真阿胶10g、鹿角胶10g、全当归12g。

④痛经(腹冷者):加制香附10g、延胡索10g、吴茱萸10g;月经后期者,再加益母草10g;月经先期者,再加生地黄10g。

5)化裁方来源——小建中汤(《伤寒论》):

原方组成:桂枝三两(去皮),甘草二两(炙),大枣十二枚(擘),芍药六两,生姜三两(切),胶饴一升。以水七升,煮取三升,去滓,纳饴,更上微火消解。温服一升,日三次。

应用大旨:宜面色无华,手足烦热,腹冷痛而喜按(中焦阳气不足,阴血不足,虚劳里急)。忌发热,湿热,呕吐,里实,阳亢。

经方要义:

①方剂分类:属于温里剂。

②针对病证:腹中时痛,畏寒肢冷,心中悸动,面色无华,手足烦热,咽干口燥。

③配伍特点:辛者桂枝;甘者饴糖(胶饴)、炙甘草;酸(倍芍药)化阴。

④选方提要:中焦虚寒,气血不足。

应用精义:

①方有执《伤寒论条辨》:小建中者,桂枝汤倍芍药而加胶饴也……倍芍药者,酸以收阴,阴收则阳归附也。加胶饴者,甘以润土,土润则万物生也。建,定法也,定法惟中,不偏不党,王道荡荡,其斯之谓乎?

②柯韵伯《伤寒来苏集》:此方安内攘外,泻中兼补,故名曰:"建"。外证未除,尚资姜、桂以散表,不全主"中",故称曰:"小"。所谓"中"者有二:一曰:"心中",一曰:"腹中"。

③吴昆《医方考》:呕家不可用建中,为其甘也。则夫腹痛而兼呕者,又非建中所宜矣。

(3)孙光荣安神定志汤:

1)组成:

西党参 10g　　生北黄芪 10g　　紫丹参 7g

小麦 15g　　　大枣 10g　　　　生甘草 5g

云茯神 10g　　炒酸枣仁 10g　　川郁金 10g

灯心草 3g

2)方解:第一联药组具有益气活血之功,为君药组;第二联药组具有养心柔肝之功,为臣药组;第三联药组具有安神开郁之功,为佐药组;第四联药组具有补引纠和之功,为使药组。四联药组共奏养心柔肝、安神定志之功。

3)适应病证:

①脉象:细数,细数无力,细数且涩。

②舌象:舌质淡红,舌苔白薄,或苔少,或少津。

③症状:精神恍惚,五心烦热,潮热阵阵,呵欠连连,虚汗淋淋,悲伤欲哭,难寐多梦,言行异常。

4)随症加减举例:

①抑郁症:加制远志 10g、石菖蒲 10g;月经后期或停经者,加益母草 12g、制香附 12g。

②狂躁症:加合欢皮 10g、灵磁石 5g、石决明 20g。

③更年期综合征:加银柴胡 12g、地骨皮 10g、制鳖甲 15g;盗汗甚剧者,再加浮小麦 15g、麻黄根 10g。

④网瘾症:加炙远志 10g、石菖蒲 10g、合欢皮 10g、灵磁石 5g。

5)化裁方来源——甘草小麦大枣汤(《金匮要略》):

原方组成:甘草三两,小麦一升,大枣十枚。以水六升,煮取三升,温分三次。

应用大旨:宜精神恍惚,心烦难寐,常悲欲哭,言行失常(心阴受损,肝气失和)。忌真寒,真热,大吐,大泻。

经方要义:甘草小麦大枣汤。

①方剂分类:属于安神剂。

②针对病证:精神恍惚,睡眠不安,悲伤欲哭,言行失常,呵欠频作。

③配伍特点:甘润平补,养心疏肝。

④选方提要:心气、心血两亏。

应用精义:

①莫枚士《经方例释》:此为诸清心方之祖,不独脏躁宜之。凡盗汗、自汗皆可用。《素问》:麦为心谷。《千金》曰:麦养心气。《千金》有加甘竹根、麦冬二味,治产后虚烦及短气者,名竹根汤。又有竹叶汤、竹茹汤,并以此方为主,加入竹及麦冬、姜、苓,治产后烦。夫悲伤欲哭,数欠伸,亦烦象也。

②尾台榕堂《类聚方广义》:孀妇、室女,平素忧郁无聊,夜夜不眠等人,多发此证。发则恶寒发热,战栗错语,心神恍惚,居不安席,酸泣不已,服用此方立效。又,癫痫、狂病,仿佛前证者,亦有奇验。

(4)孙光荣益气温中汤:

1)组成:

生晒参 10g	生北黄芪 15g	紫丹参 7g
老干姜 10g	上肉桂 5g	炙甘草 12g
炒白术 10g	炒神曲 15g	谷芽、麦芽各 15g
大枣 10g		

2)方解:此方亦为孙光荣教授常用之基本方。第一联药组益气活血,为君药组;第二联药组温中散寒,为臣药组;第三联药组健中开胃,为佐药组;第四联药组补引纠和,为使药组。四联药组共奏益气温中、健脾开胃之功效。

3)适应病证:

①脉象:沉,沉弦,沉迟,沉细,结代。

②舌象:舌质淡红且薄,有齿痕,舌苔薄白或花剥。

③症状:身形高瘦,面色萎黄或苍白,四肢倦怠,手足不温,心下有振水声,畏寒怕冷,口水、痰液、鼻涕、尿液、白带多,喜呕喜唾,不思饮食,大便溏稀。

4)随症加减举例:

①慢性胃肠炎:加焦山楂15g、焦麦芽15g、焦神曲15g、车前子10g。

②胸痹(胸闷甚、不思饮食者):去上肉桂,加川桂枝6g、全瓜蒌10g、薤白头10g。

③妊娠恶阻:紫丹参改3g,加白豆蔻6g、紫苏蒐10g。

④结肠癌:生北黄芪改20g,加山慈菇15g、嫩龙葵15g、菝葜根15g;便结,再

加火麻仁12g。

5)化裁方来源——理中丸(《伤寒论》):

原方组成:人参、干姜、甘草(炙)、白术各三两。捣筛,蜜和为丸,如鸡子黄许大,以沸汤数合,和一丸,研碎,温服之。日三四服,夜二服。

应用大旨:宜心下痞硬,呕吐,下利,腹满痛,四肢清冷(中焦虚寒)。忌虚热,湿热,失血。

经方要义:

①方剂分类:属于温里剂。

②针对病证:脘腹绵绵作痛,畏寒肢冷,脘痞,呕吐,胸痹,病后多生涎唾。小儿慢惊,便血,吐衄血。

③配伍特点:温(干姜)、燥(白术)、补(人参)并用。

④选方提要:中焦(脾胃)虚寒。

应用精义:

①成无己《伤寒明理论》:心肺在膈上为阳,肾肝在膈下为阴,此上下脏也。脾胃应土,处在中州,在五脏曰孤脏,属三焦曰中焦,自三焦独治在中,一有不调,此丸专治,故名曰理中丸。

②柯韵伯《伤寒来苏集》:太阴病,以吐利腹满痛为提纲,是遍及三焦矣。然吐虽属上,而由于腹满,利虽属下,而由于腹满,皆因中焦不治以致之也。其来由有三:有因表虚而风寒自外入者,有因下虚而寒湿自下上者,有因饮食生冷而寒邪由中发者,总不出于虚寒。

(5)孙光荣化痰降逆汤:

1)组成:

西洋参7g	生北黄芪7g	紫丹参7g
炙麻黄10g	北细辛5g	生姜片5g
射干10g	清紫菀10g	款冬花10g
法半夏7g	五味子3g	大枣10g

2)方解:第一联药组之功效为益气活血,为君药组;第二联药组之功效为解表散寒,为臣药组;第三联药组之功效为降逆定喘,为佐药组;第四联药组之功效为化痰和中,为使药组。四联药组共奏解表散寒、降逆化痰之功。

3)适应病证:

①脉象:弦大,浮大,滑数,浮而稍数。

②舌象:舌质暗红,舌苔白或白腻。

③症状:咳喘不已,呼吸短促,痰鸣如蛙,痰白而稀。

4)随症加减举例：

①支气管哮喘(新感风寒发作者)：加荆芥穗10g、矮地茶10g、蒲公英12g。

②老年慢性支气管炎(兼见便结者)：加矮地茶10g、麦冬12g；清紫菀改炙紫菀、款冬花改炙款冬花。

5)化裁方来源——射干麻黄汤(《金匮要略》)：

原方组成：射干三两，麻黄四两，生姜四两，细辛三两，紫菀三两，款冬花三两，大枣七枚，半夏半升，五味子半升。以水一斗二升，先煮麻黄两沸，去上沫，纳诸药，煮取三升，分温三服。

应用大旨：宜咳喘上气，痰鸣如蛙(肺失清肃，气机上逆)。忌咽干，痰少。

经方要义：

①方剂分类：属于祛痰剂。

②针对病证：咳喘，喉中痰鸣，痰声漉漉，咳吐不利。

③配伍特点：合力祛邪，三管齐下。降逆、止咳、清痰、泻火、利咽(射干、清紫菀、款冬花、五味子)，发表(轻度)、散邪(炙麻黄、生姜片)，燥湿逐饮(法半夏、北细辛、大枣)。

④选方提要：小青龙汤、越婢汤之兼证。

应用精义：

①张璐《千金方衍义》：上气而作水鸡声，乃是痰碍其气……风寒入肺之一验，故于小青龙方中除桂心之热、芍药之收、甘草之缓，而加射干、紫菀、款冬、大枣。专以麻黄、细辛发表，射干、五味下气，款冬、紫菀润燥，半夏、生姜开痰，四法萃于一方分解其邪，大枣运行脾津以和药性也。

②胡希恕等《经方传真》：射干、紫菀、冬花、五味子均主咳逆上气，而射干尤长于清痰泻火，以利咽喉。麻黄、生姜发表散邪。半夏、细辛、大枣降逆逐饮，故亦是外邪内饮而致咳逆之治剂，与小青龙汤所主大致相同，而侧重于上气痰鸣者。

(6)孙光荣清热利肠汤：

1)组成：

西洋参7g	生北黄芪7g	紫丹参7g
白头翁12g	川黄连12g	川黄柏12g
苦秦皮10g	蒲公英10g	金银花10g
车前子10g	生甘草5g	

2)方解：第一联药组之功效为益气活血，为君药组；第二联药组之功效为清热凉血，为臣药组；第三联药组之功效为解毒止痢，为佐药组；第四联药组之功效为化痰和中，为使药组。四联药组共奏清热利肠、凉血止痢之功效。

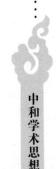

3)适应病证:

①脉象:弦数,细数。

②舌象:舌质红,舌苔黄厚或腻。

③症状:泻下脓血,里急后重,腹痛肛灼,渴欲饮水。

4)随症加减举例:

①阿米巴痢疾:加鸦胆子(龙眼包裹,吞服)。

②急性结膜炎:去苦秦皮,加谷精草 10g。

③痢疾(重型):若外有表邪,恶寒发热者,加葛根、连翘以透表解热;若里急后重较甚者,加木香、槟榔、枳壳以调气;脓血多者,加赤芍、牡丹皮、地榆以凉血和血;夹有食滞者,加焦山楂、枳实以消食导滞。

5)化裁方来源——白头翁汤(《伤寒论》):

原方组成:白头翁二两,黄柏三两,黄连三两,秦皮三两。以水七升,煮取二升,去滓,温服一升;不愈,更服一升。

应用大旨:宜下痢脓血,疫毒痢疾,腹痛肛灼,里急后重(热毒深入血分,下迫大肠,伤津)。忌咽干,痰少,毒痢初起。

经方要义:

①方剂分类:属于清热剂。

②针对病证:下痢,赤多白少,腹痛,里急后重,肛门灼热,渴欲饮水。

③配伍特点:清热(白头翁)、收涩(秦皮)兼施。

④选方提要:热毒深陷血分。

应用精义:

①柯韵伯《伤寒来苏集》:四物皆苦寒除湿胜热之品也。白头翁临风偏静,长于驱风,盖脏腑之火,静则治,动则病,动则生风,风生热也。故取其静以镇之,秦皮木小而高,得清阳之气,佐白头以升阳,协连、柏而清火,此热利下重之宣剂。

②吴谦等《医宗金鉴》:厥阴下利,属于寒者,厥而不渴,下利清谷;属于热者,消渴下利,下重,便脓血也。此热利下重,乃火郁湿蒸,秽气奔逼广肠,魄门重滞而难出,即《内经》所云:暴注下迫者是也,君白头翁,寒而苦辛;臣秦皮,寒而苦涩,寒能胜热,苦能燥湿,辛以散火之郁,涩以收下重之利也;佐黄连清上焦之火,则渴可止;使黄柏泻下焦之热,则利自除也。

(7)孙光荣涤痰镇眩汤:

1)组成:

生晒参 10g	生北黄芪 10g	紫丹参 10g
云茯苓 15g	炒白术 10g	化橘红 6g
川桂枝 10g	炮干姜 10g	车前子 6g
大枣 10g	炙甘草 5g	

2）方解：第一联药组之功效为益气活血，为君药组；第二联药组之功效为逐饮燥湿，为臣药组；第三联药组之功效为通阳利水，为佐药组；第四联药组之功效为健脾和中，为使药组。四联药组共奏涤痰镇眩、通阳温中之功效。

3）适应病证：

①脉象：弦滑，细滑。

②舌象：舌质淡红，苔白滑。

③症状：胸胁支满，目眩心悸，气短咳嗽。

4）随症加减举例：

①高血压眩晕（形肥）：加石决明 20g、川杜仲 12g、川牛膝 12g。

②脑震荡后遗症（眩晕）：加煅龙骨 15g、煅牡蛎 15 克。

③心包积液：去炮干姜，云茯苓改云茯神 12g，加炒酸枣仁 10g。

④二尖瓣右下叶腱索撕裂并下垂：去炮干姜，云茯苓改云茯神 12g，加炒酸枣仁 10g、川续断 12g、干萹蓄 6g。

5）化裁方来源——茯苓桂枝白术甘草汤（《金匮要略》）：

原方组成：茯苓四两，桂枝、白术各三两，甘草二两。以水六升，煮取三升，分温三服。

应用大旨：宜胸胁胀满，目眩心悸，心下痞闷，气短咳嗽（脾阳不足，痰饮内停）。忌阴虚津少，咳痰黏稠。

经方要义：

①方剂分类：属于祛湿剂。

②针对病证：胸胁支满，短气而咳，目眩心悸，脉弦滑，苔白滑。

③配伍特点：甘淡为主，辛温为辅，温阳化饮。

④选方提要：中阳不足，痰饮内停（"病痰饮者，温药和之"）。

应用精义：

①吴谦《医宗金鉴》：《灵枢》谓心包络之脉动则病胸胁支满者，谓痰饮积于心胞，其病则必若是也。目眩者，痰饮阻其胸中之阳，不能布精于上也。茯苓淡渗，逐饮出下窍，因利而去，故用以为君。桂枝通阳输水走皮毛，从汗而解，故以为臣。白术燥湿，佐茯苓消痰以除支满。甘草补中，佐桂枝建土以制水邪也。

②尤在泾《金匮要略心典》：痰饮，阴邪也，为有形，以形碍虚则满，以阴冒阳则眩。苓、桂、术、甘，温中祛湿，治痰饮之良剂，是即所谓温药也。盖痰饮为结邪，温则易散，内属脾胃，温则能运耳。

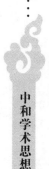

(8)孙光荣益肾振阳汤:

1)组成:

生晒参10g   生北黄芪10g   紫丹参10g

干地黄15g   怀山药10g   山茱萸10g

炒泽泻10g   牡丹皮10g   云茯苓10g

炮附子6g   上肉桂6g   炙甘草5g

2)方解:第一联药组益气活血,为君药组;第二联药组平补脾肾,为臣药组;第三联药组渗湿利水,为佐药组;第四联药组补引纠和,为使药组。四联药组共奏温肾振阳、渗湿利水之功效。

3)适应病证:

①脉象:虚,虚细,左尺尤虚细无力。

②舌象:舌胖淡,苔白或苔少。

③症状:腰痛,脚软或脚肿,腰以下冷,下肢及足部冰凉,阳痿早泄,小便不利,消渴。

4)随症加减举例:

①慢性肾炎:加刀豆子12g、川杜仲12g、冬瓜皮10g、车前子10g。

②糖尿病:加玉米须10g、干荷叶10g。

③阳痿:加鹿角胶10g、菟丝子10g、川杜仲10g。

④早泄:加龟板胶10g、川杜仲10g。

⑤老年性痴呆:去炮附子、上肉桂,加巴戟天10g、制远志6g、石菖蒲6g。

5)化裁方来源——肾气丸(《金匮要略》):

原方组成:干地黄八两,薯蓣四两,山茱萸四两,泽泻三两,茯苓三两,牡丹皮三两,桂枝、附子(炮)各一两。上为末,炼蜜和丸梧子大。酒下十五丸,加至二十五丸,日再服。

应用大旨:宜腰痛脚软或脚肿,腰以下冷,阳痿早泄,小便不利,消渴(肾阳不足,痰饮内停)。忌阴虚阳亢。

经方要义:

①方剂分类:属于补益(阳)剂。

②针对病证:腰痛脚软,身半以下常有冷感,痰饮,水肿,消渴,小便不利或反多,阳痿早泄。

③配伍特点:阴(补阴药)阳(补阳药)并补,补(干地黄、山茱萸、怀山药,三补)泻(炒泽泻、牡丹皮、云茯苓,三泻)兼施。

④选方提要:肾阳不足("引火归原以消阴翳")。

应用精义:

①张璐《千金方衍义》:八味肾气丸治虚劳不足,水火不交,下元亏损之首方。专用附、桂蒸发津气于上,地黄滋培阴血于下,萸肉涩肝肾之精,山药补黄庭之气,丹皮散不归经之血,茯苓守五脏之气,泽泻通膀胱之气化原。

②王履《医经溯洄集》:愚谓八味丸以地黄为君,而以余药佐之,非止为补血之剂,盖兼补气也。气者,血之母,东垣所谓阳旺则能生阴血者。此也……夫其用地黄为君者,大补血虚不足与补肾也;用诸药佐之者,山药之强阴益气;山茱萸之强阴益精而壮元气;白茯苓之补阳长阴而益气;牡丹皮之泻阴火,而治神志不足;泽泻之养五脏,益气力,起阴气,而补虚损五劳,桂、附之补下焦火也。由此观之,则余之所谓兼补气者,非臆说也。

(9)孙光荣益气活血安神汤:

1)组成:

西洋参7g　　生北黄芪7g　　紫丹参7g

酸枣仁15g　　云茯神12g　　龙眼肉10g

肥知母10g　　正川芎6g　　川郁金10g

生甘草5g

2)方解:第一联药组益气活血,为君药组;第二联药组养心安神,为臣药组;第三联药组滋阴疏肝,为佐药组;第四联药组调和诸药,为使药组。四联药组共奏益气、活血、安神之功效。

3)适应病证:

①脉象:弦细,细数,虚细无力。

②舌象:舌淡红,苔薄白或苔少。

③症状:五心烦热,心神不安,盗汗或自汗,咽干口燥,头晕目眩。

4)随症加减举例:

①更年期综合征:加小麦15g、大枣10g、灯心草3g。

②顽固性盗汗:加浮小麦15g、麻黄根10g。

③焦虑性神经症:加莲子心10g、灯心草3g。

④顽固性室性期前收缩:加麦冬10g、五味子3g、灵磁石5g。

5)化裁方来源——酸枣仁汤(《金匮要略》):

原方组成:酸枣仁二升,甘草一两,知母二两,茯苓二两,川芎二两。以水八升,煮酸枣仁,得六升,纳诸药,煮取三升,分温三服。

应用大旨:宜虚烦难寐,心悸盗汗,头目眩晕,咽干口燥(禀赋薄弱,气血两虚,功能衰退)。忌实证。

经方要义：

①方剂分类：属于滋养安神剂。

②针对病证：虚劳虚烦，不得眠，不宁，盗汗，咽干口燥。

③配伍特点：三兼，标本兼治，养清兼顾，补泻兼施。

④选方提要：肝血不足，心肾失养。

应用精义：

①喻昌《医门法律》：虚劳虚烦，为心肾不交之病，肾水不上交心火，心火无制，故烦而不得眠，不独夏月为然矣。方用酸枣仁为君，而兼知母之滋肾为佐，茯苓、甘草调和其间，芎入血分，而解心火之躁烦也。

②尤在泾《金匮要略心典》：虚劳之人，肝气不荣，则魂不得藏，魂不藏故不得眠。酸枣仁补肝敛气，宜以为君。而魂既不归容，必有浊痰燥火乘间而袭其舍者，烦之所由作也。故以知母、甘草清热滋燥；茯苓、川芎行气除痰，皆所以求肝之治，而宅其魂也。

养生思想概说

　　孙光荣教授深受代表儒学正统的湖湘文化、徽州文化的双重熏陶,他光明磊落的性格中具有湖南人的忠厚坚强和安徽人的淳朴重义。他家学渊源,安徽人的父亲学贯古今、达观恬淡,湖南人的母亲知书达理、温柔敦厚。孙氏家训"俭以养廉,勤以补拙,躬以持身,恕以待人",深深影响了他的为人处世,因而他始终保持平和心态,不斤斤计较名利得失。在养生方面,孙光荣教授认为,心态平和、为人忠厚,气机自然顺畅,身体也就能阴平阳秘,气血平衡,所以孙光荣教授提出了"养生先养慈悲心,合则安:上静、中和、下畅,过酉不食,七分饱"等养生思想,并编写了孙光荣"九九自振"养生操等养生功法。

养生观点

养生先养慈悲心

　　孙光荣教授的养生思想来自他的学识和性格,在性格和待人接物方面,母亲的垂范对他至关重要。孙光荣教授的母亲一生历经艰辛,乐天知命,享年93岁。她没跟丈夫吵过架,没跟别人红过脸,从来不争、不妒、不怨、不诋毁别人,待人平和有礼,时时为他人着想。母亲的善良质朴于他一脉相承。他保有一颗慈悲心,对患者慈悲,尽心尽力看好病,从来不收患者礼金礼品;对家人朋友慈悲,伉俪和谐情深,家中其乐融融;尊重领导师长,交友有情有义;对他人慈悲,凡遭遇诋毁,

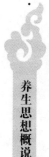

均风轻云淡,一笑了之,不记仇,不动怒。

他胸怀慈悲心,不忘进取心。做人"低调":善于律己恕人,谦逊忍让;做事"高调":敢为天下先,当仁不让。他淡于应酬,集中精力追求事业,他说:"做中医一世,唯求为国为民为中医立德、立功、立言,能做多少是多少,但求心安。"他认为,有一番事业可做,也是养心方法之一。人活着应该有所追求,在追求中体现自身价值,能为社会和为别人尽点心、尽点力、做点事,心态自会安定平和。孙光荣教授一生历尽坎坷,行到水穷处,坐看云起时,总能泰然处之、宠辱不惊。遇艰难困苦,他都以岳麓书院楹联"是非审之于己,毁誉听之于人,得失安之于数"自勉,这句话也成为他的座右铭,使他养成豁达乐观的性格。他深有体会地说:"如果心胸狭隘,满脑满心都是羡慕、嫉妒、恨,锱铢必较,什么养生也没用。"

合则安:上静、中和、下畅

孙光荣教授从理论到实践沉潜养生领域多年,他认为养生总则可以一语概之:"合则安"。当下,人们追求养生,普遍注重吃什么、做什么运动、学习什么功法等,人云亦云,盲目跟从。其实,无论吃什么、练何功,都应因人制宜,只要适合自身的心理、生理需求,即为"合"。合则安,既安之,则能持之久远,自可益寿延年。

"上静、中和、下畅",是孙光荣教授总结的养生要领,即上部要心安神静;中部要脾胃安和、不饿不胀;下部要大小便通畅,女性还须注重月经正常。做到此三条,则可基本安康。

过酉不食,七分饱

养生除了一个好心态,最重要的莫过于饮食。孙光荣教授对吃并不讲究,他不挑食,无偏嗜,甚少在外饮食,食物清淡可口即可。但注重一点,过酉不食。因彼时已至晚 7 点,进食不易消化,既为脾胃增加负担,也易使人发胖,导致疾病丛生。他日常多饮绿茶,每餐不可缺蔬菜,一日之中,早晨进食最多,午餐及晚餐只得七分饱即止。也正因如此坚持,至今他依然身材适中,体态如常。

多年来,他还坚持一个良好的卫生习惯,但凡有条件,一天之内要刷 6 次牙。晨起一次,早饭后一次,午饭后一次,午睡起一次,晚饭后一次,睡前再一次。七旬长者,至今未见齿摇脱落现象,焉知不是此习惯之功?

每日晨起,他都花 15 分钟练习自创的九九自振养生操,从面部肌肉到全身骨骼肌肉,无不得以有效运动,这也是他保持年轻面容、充足中气、灵活动作的秘诀之一。这套操能在最短时间内获得最佳养生效果,做完再进食,精神抖擞一整天。

养生保健并非一日就能见功,孙光荣教授恬淡笑言:"养生,与做人一样,贵朴实,贵坚持。"

九九自振养生操

1. 预备

垂肩,直立,平开半步,面朝太阳升起的方向,全身放松;尽量睁大双眼,尽量张大口腔,舌尖抵住上腭;深呼吸 9 次。

2. 以头书凤双臂展

以头部书写繁体的"凤"字,缓慢活动颈部;双臂自由活动、舒展。

3. 左右踢腿腰转圈

腰部左转、右转各 9 次;下蹲 9 次;左右踢腿各 9 次。

4. 站跐蹲振各三百

自然站立,利用膝盖屈伸自然振动 300 次;跐起脚尖,利用膝盖屈伸自然振动 300 次;下蹲,利用膝盖屈伸自然振动 300 次。

5. 结束

自由活动,舒展四肢,如有可能,步行 1 000 米。

养生观与养生诀

孙光荣教授曾接受《经济参考报》记者专访,就现代人如何养生的问题,做了简明扼要的回答,精辟而中肯。不花哨、不啰唆、不绕弯,易懂、易记、易行。概括起来,就是"养生观"与"养生诀"。

论之至明:职场人士养生要做到"五个善于"

现代职场人士,尤其是事业有成的精英,工作、生活节奏快,"压力山大",身体状况堪忧。这部分人如何养生?

孙光荣教授认为,"压力山大"的原因是多方面的。一是教育、考核方式的后效应问题,如果接受的是以"填鸭式"为主的教育,那么青年人毕业后创新性思维容易"断电""短路",思维跟不上,行动就跟不上,所以任何事都不善于从容面对,生活就紧张无序,必然感到工作"压力山大"。二是工作选择的问题,或学非所用,或在做自己不喜欢、不适应的工作,就必然感到压力增大。三是"心比天高,力比纸薄"造成的,总想自己当领导、当老板,参与自己力不胜任的竞争,不懂得"按本色做人、按角色做事",自己给自己造成了不必要的压力。四是没有懂得"一张一弛,文武之道"的意涵,没有把握住学习、生活、工作的合理配合度。五是不善于养生。

工作压力大的人群,应该如何养生?孙光荣教授将其简单地归纳为"五个善于"。一是要善于转移情志,不要只想一桩事、只干一样活、只看一种书。有时间可以读读古诗词或者中医书,甚至看看"成年人的童话"武打小说、科幻小说,散散步,玩玩摄影,种草养花等,只需要半小时就可以感到放松一些。二是要善于静心养神,工作紧张时静心、闭目10分钟,非常管用。特别是要睡好"子午觉",无论如何忙,中午、子夜,至少要睡1小时。三是要善于工间活动,可以放松全身,周身自振300次。四是要善于合理用眼,不要整天垂颈低头看手机、玩游戏,近距离用眼1小时左右,要放眼远处,有条件可以"极目楚天舒",没有条件也可以"瞪眼天花板"。五是要善于调整机体平衡,请中医指导,选择服用适合的食疗方或中成药。

"合则安""慈悲心"与"缓"

20世纪80年代初,孙光荣教授提出"合则安"的养生总则。这个总则相对来说,简单、易懂、易掌握。

"合则安",是指必须结合自身的体质、环境、习惯来选择养生方法、养生药物、养生食品、养生器具等,合适,就平安。举例来说,牛奶是很好的养生饮品,但是有的人喝了牛奶反而睡不着,那就不合适,就不应当学别人坚持一天喝一杯牛奶。此外,现在流行的各种太极拳、养生操、瑜伽等都要因人而异,选择养生项目时切不可盲信盲从。

现在各种媒体宣传各种养生方法、养生药物、养生食品,都绝对不应该盲从,而是要根据自身的体质、环境、习惯进行适当的选择。合适的就坚持,不合适的就摒弃。

怎么知道是否合适?自身试用某种养生方法、养生药物、养生食品、养生器具后测试"十不"就可知晓,即头不晕,咽不干,心不慌,食不减,腹不胀,力不乏,尿不黄,大便不稀不结,月经不紊乱,性能力不衰退。有这"十不",就是合适,就可放心坚持。

孙光荣教授进一步提出,"养生先养慈悲心"。

心,是五脏六腑之"大主"。《素问·灵兰秘典论》明确指出:"主明则下安,以此养生则寿,殁世不殆,以为天下则大昌;主不明则十二官危,使道闭塞而不通,形乃大伤,以此养生则殃,以为天下者,其宗大危,戒之戒之。"所以,养生首重养心。

养心,是通过自身的修养,使心态达到平稳、洁净、宽容的境界,这样一方面可以有利于饮食、睡眠、行止,另一方面可以防止受到精神伤害。

慈悲,是慈爱、怜悯之意,唯有仁者爱人,才是慈悲。慈悲,本来是佛教语,其意一是指给人以快乐。二是指将人从苦难中拯救出来。《智度论·释初品中·大慈大悲义》说:"大慈与一切众生乐,大悲拔一切众生苦。"也就是说,要富有慈爱心、同情心、悲悯心,特别是我们业医者,更要有大慈大悲之心。这才有利于自身养生,也有利于救死扶伤。

任何人,无论年龄老幼、地位高下、财帛多寡,如果心境龌龊,时时刻刻在算计别人,成年累月心中充满"羡慕、嫉妒、恨",那无论吃什么保健品,无论学什么养生功,都是"竹篮打水一场空"。

与养心相配合的,孙光荣教授认为"缓"字相当重要,他给他的学生们提出"四缓"的要求:"言缓能和,行缓必安,论缓达正,事缓则圆。"

养生诀

孙光荣教授将他的养生经验编成容易记诵的养生诀,共10段,通过《经济参考报》介绍给广大读者。

● 中医养生大道扬,阴阳平衡是总纲。顺应四时避邪毒,未病先防第一桩。
　　内外环境须中和,气血充盈且调畅。食养药养与术养,万法归宗合则安。

● 养生重点心食性,易知难行贵修养。暴饮暴食必伤身,纵欲无度必遭殃。
　　适口饭菜七分饱,细嚼慢咽且喝汤。人到中年慎交合,酒怒惊忧莫同房。

● 养生第一要养心,心态平和万事安。世间名位与财色,合法合理合情享。
　　过度贪求必招损,获取一分十倍偿。淡然面对浮与沉,量力而行身心安。

● 睡好原比药食强,厚垫薄盖少衣装。枕头高度莫过肩,向右曲卧最安康。
　　睡前热水泡双足,子午必须睡得香。醒来喝杯白开水,掀被缓起慢下床。

● 晨起坚持养生操,垂肩直立面朝阳。如狮睁目视蓝天,缓呼深吸胸腹张。
　　以头书凤双臂展,左右踢腿腰转圈。站踮蹲振各三百,九九自振百骸强。

● 一日六漱是良方,晨起三餐与睡前。再加午间小睡后,刷牙漱口别嫌烦。
　　清洁口腔防蛀牙,口气清新精神爽。有助保持好身材,诸多疾病亦可防。

● 合理膳食在三餐,早饱午好晚少量。最好过酉不进食,不饿无须再加餐。
　　三荤七素搭配好,隔夜饭菜不可尝。油炸烧烤应少食,偏食禁食难健康。

● 善用双手自保健,自按自摩保安康。十指梳头防脱发,双掌摩腹六腑安。
　　搓热双掌再搓面,皱纹减少肤发光。提肛兜肾可壮阳,按摩涌泉体自强。

● 衣饰言谈系养生,莫将小事视等闲。奇装异服遭歧义,装嫩卖萌易自伤。
　　发声要练丹田气,声嘶力竭心肺殃。开言之前静三秒,稳健从容心身安。

● 养生方法深且广,易懂易学精却难。各人禀赋不一样,养生应用细端详。
　　适合之法要坚持,日久必有收获享。关键保有精气神,顺其自然保安康。

临证验案

肺癌

案 孟某,男,61岁。2011年4月22日首诊。病史:2010年7月查出肺癌并转移至淋巴、横膈,经过6个疗程的化学疗法(化疗),现行放射疗法(放疗)中。既往曾因胆结石行胆囊切除术。症见:面浮,唇发绀,咳嗽,腹胀,便结,舌紫,苔微黄,脉沉细且涩。辨证:气阴两虚,痰热蕴毒,水饮内停。治则:益气养阴,清热解毒,化痰利水。

处方:西洋参10g,生黄芪10g,紫丹参7g,桑白皮12g,冬桑叶10g,炙款冬花10g,炙紫菀10g,山慈菇10g,天葵子10g,白花蛇舌草15g,半枝莲15g,葶苈子10g,无柄灵芝5g,云茯神15g,炒酸枣仁15g,全瓜蒌10g,制鳖甲15g,生甘草5g。

14剂,每日1剂,水煎服。

二诊:服上方后,面部浮肿稍减,他症亦减轻,又现新症咯痰不爽,憋气胸闷,腹胀,口干,尿黄。脉沉细涩,舌淡紫,苔黄腻。上方去炙款冬花、炙紫菀、全瓜蒌、制鳖甲,加枇杷叶10g、鱼腥草10g、生薏苡仁20g、芡实15g。7剂,服法同前。

三诊:服上方后,咳喘不已,右腹肿胀,咽干,黄痰今晨夹血。舌紫,苔少,脉弦紧。

处方:生晒参12g,生黄芪12g,紫丹参7g,白花蛇舌草15g,半枝莲15g,山慈菇10g,麦冬15g,葶苈子10g,仙鹤草15g,天冬10g,浙贝母5g,炙款冬花10g,炙紫菀10g,大腹皮10g,车前子10g,鱼腥草12g,制厚朴6g,生甘草5g。

7剂,每日1剂,水煎服。

四诊:服上方后,咳嗽减少,但咯血,腹胀,尿黄,浮肿,舌淡紫,边尖有齿痕,苔薄白,脉弦细。上方加木蝴蝶10g、制鳖甲15g、云茯苓皮10g,并增加山慈菇、浙贝母用量,减少紫丹参用量,服法同前。

五诊:坚持服用上方3个月,诸证显著减轻,但咳嗽,痰稠,无咯血及痰中带血,仍有面肿及胸腔积液。舌淡,苔中心黄滑,脉细稍涩。

处方:生晒参12g,生黄芪10g,紫丹参10g,白花蛇舌草15g,半枝莲15g,山慈菇10g,桑白皮10g,化橘红7g,冬桑叶10g,炙款冬花10g,炙紫菀10g,葶苈子10g,茯苓皮10g,大腹皮10g,炙远志7g,地肤子10g,全瓜蒌7g,生甘草5g。

28剂,每日1剂,水煎服。

嘱患者及其家属日常生活应注意"从顺其宜",患者想做什么就做什么,家属应无条件配合患者意愿,做到"合则安"。

按:扶正祛邪益中和、存正抑邪助中和、护正防邪固中和,是孙光荣教授的临床学术观点,更是其治疗癌症的基本原则。肺癌属于中医"肺积""痞癖""息贲""肺壅"等范畴,总属本虚标实之证,治当以人为本,以正气为先,固护人体气血津液,平衡阴阳,助益中和,在此基础上辅以解毒攻邪,祛腐生新。本案患者年过六十,正气亏虚,邪气尚盛,孙光荣教授根据其病程、症状及舌脉,断为气阴两虚,痰热蕴毒,水饮内停之证;治以益气养阴为主,清热解毒,化痰利水为辅,守法守方4月余,终使该肺癌中、晚期患者绝处逢春,走向康复。

调气血、平升降、衡出入、致中和,是孙光荣教授的临证思辨特点。本案患者以咳嗽、胸闷、腹胀、口干、尿黄、便结等为主症,究其病机,乃因痰热瘀毒,留滞郁肺,气机不畅,上下不通,升降失调,清浊不分。故遣方用药,当以西洋参、生黄芪、紫丹参为君,动静结合,气血共调,畅和全身;针对病灶,臣以桑白皮、冬桑叶、枇杷叶、山慈菇、天葵子、无柄灵芝、白花蛇舌草、半枝莲、鱼腥草等组药,平升降、衡出入,共成升清降浊、吐故纳新、祛腐生新之剂。针对胸水,佐以生薏苡仁、芡实、葶苈子等健脾利湿,泻肺定喘,下气行水;配上云茯神、炒酸枣仁宁心安神,生甘草调和诸药,此为使。纵观全方,君臣佐使井然有序,谨守病机,动静相扣,阴阳互动,同时药精量小,尽显医之王道。孙光荣教授认为,本病化痰,若用西药氨溴索,虽能稀化稠痰,却可能因邪留病所而"浇"伤正气;若用中药半夏等温燥之品,则可能加重咯血症状。因此,组方时应合理选用鱼腥草、全瓜蒌等清热化痰之药,并根据标证的不同,灵活配用仙鹤草等凉血止血之品防治咯血。

案 李某,男,64岁。2009年12月18日首诊。病史:肺癌伴右侧胸腔大量积液。症见:咳嗽咯痰,胸闷气短,微喘,舌红,苔白,脉弦小。辨证:气阴双亏,痰热互结壅毒,水饮内停。治则:益气养阴,清热解毒,化痰利水。

处方:生晒参15g,生北黄芪12g,紫丹参10g,天葵子10g,白花蛇舌草15g,半枝莲15g,瓜蒌皮10g,桑白皮10g,薏苡仁20g,化橘红6g,制鳖甲15g,山慈菇6g,金银花12g,麦冬12g,生甘草5g,佩兰叶6g,炙紫菀7g,炙款冬花7g。

7剂,每日1剂,水煎服。

二诊:服上方后能平卧,但仍有微咳、胸闷。舌红,苔白,脉弦小。

处方:生晒参15g,生北黄芪12g,紫丹参10g,天葵子10g,白花蛇舌草15g,瓜蒌皮10g,桑白皮10g,炙百部7g,薏苡仁20g,化橘红7g,山慈菇6g,金银花15g,苦桔梗6g,木蝴蝶6g,生甘草5g,制鳖甲15g。

7剂,每日1剂,水煎服。

三诊:守方化裁治疗至今肿块明显缩小2/3,胸腔积液减少1/3,现诸证明显改善,仅偶有咳喘。舌红,苔薄白,脉弦稍细。

处方:生晒参12g,生北黄芪12g,紫丹参10g,全瓜蒌15g,生薏苡仁30g,芡实30g,白花蛇舌草15g,葶苈子10g,半枝莲15g,猫爪草15g,天葵子10g,山慈菇10g,制鳖甲15g,五味子3g,珍珠母15g,化橘红6g,炙紫菀10g,炙款冬花10g,车前子10g,阿胶珠10g,生甘草5g。

28剂,每日1剂,水煎服。

按:对于肺癌的治疗,孙光荣教授认为在诊断上要将中医的辨病与辨证相结合,同时要积极引进现代科学技术成果,为我所用,从而丰富中医的诊断,为深入细致的治疗提供保障。对于肺癌患者,孙光荣教授认为:①肺癌初期,癌细胞还主要在局部没有转移,没有严重的气短等症状,属于肺气不宣。②肺癌术后,有胸腔积液,多属痰热内阻。③有转移者属于痰热互结。此时不可用半夏等温燥之品,否则可以导致吐血。本案患者为肺癌中、晚期,伴有大量右侧胸腔积液,孙光荣教授根据其病程较长,以及症状及舌脉表现,断为气阴两虚,痰热互结蕴毒。治疗上予益气养阴,清热化痰,利水渗湿,守法守方,历经近5个月,终使严重的肺癌中、晚期患者康复。

肺癌术后

案 刘某,男,31 岁。2009 年 9 月 4 日首诊。病史:2009 年 8 月肺癌术后。症见:面色苍白,虚汗较多,难寐,多梦,咳嗽,口干,上腭及唇有脱膜感,晨起尿黄,舌绛,苔薄白,脉细涩。辨证:肺阴亏虚,兼有虚热。治则:益气行滞,清热解毒。

处方:西洋参 12g,生北黄芪 15g,紫丹参 10g,半枝莲 15g,桑白皮 12g,天葵子 12g,白花蛇舌草 15g,金银花 10g,蒲公英 10g,炙款冬花 10g,炙紫菀 10g,云茯神 15g,炒酸枣仁 15g,阿胶珠 10g,浮小麦 15g,冬桑叶 10g,生甘草 5g。

7 剂,每日 1 剂,水煎服。

二诊:服上方后,诸证好转,上腭仍有脱膜感,多梦,遗精,尿黄,纳不香,舌淡,苔少,脉细涩。

处方:西洋参 10g,生北黄芪 10g,紫丹参 10g,半枝莲 15g,麦冬 15g,白花蛇舌草 15g,桑白皮 12g,天葵子 12g,金银花 10g,天冬 10g,蒲公英 10g,阿胶珠 10g,浮小麦 15g,云茯神 15g,生甘草 5g,炒酸枣仁 15g,谷芽 15g,麦芽 15g。

14 剂,每日 1 剂,水煎服。

调理月余,病情平稳。

按:该案为肺癌术后,症见面色苍白,虚汗较多,难寐,多梦,咳嗽,口干,上腭及唇有脱膜感,晨起尿黄,舌绛,苔薄白,脉细涩。从症状、舌象、脉象不难看出该证为肺阴亏虚,而兼有虚热,孙光荣教授洞察秋毫,辨清标本,灵活治疗。西洋参、生北黄芪、紫丹参、炙款冬花、炙紫菀、云茯神、炒酸枣仁、阿胶珠、浮小麦、冬桑叶、生甘草等益气养阴之品以固其本,半枝莲、天葵子、白花蛇舌草、金银花、蒲公英清热解毒之品以治其标。纵观本案治疗过程,当先益气行滞,清热解毒,渐次滋阴,健脾安神。看似拟方平淡,简单,却融肺脾两调,消补兼施于一体,面面俱到,故克复杂之顽症。

肺癌转移

案 刘某,女,77岁。2009年9月25日首诊。病史:患者2009年7月底出现咳嗽,9月查出左侧肺癌并双肺转移。有高血压史,10年前患萎缩性胃炎。症见(家属转述):呛咳,前胸痛,痰中带血,咳时小便失禁,纳差,难寐,低热,手足心热,腰背痛,舌红。辨证:气阴不足。治则:益气养阴,清热化痰,解毒散结。

处方:西洋参10g,生北黄芪10g,紫丹参7g,天葵子12g,山慈菇10g,白花蛇舌草15g,半枝莲15g,桑白皮12g,仙鹤草15g,乌贼骨15g,冬桑叶10g,麦冬15g,芡实15g,薏苡仁15g,瓜蒌壳6g,炙款冬花7g,炙紫菀7g,生甘草5g。

14剂,每日1剂,水煎服。

二诊:服上方后,腰背痛减轻,食欲增进,睡眠改善,仍咳嗽,痰稠,憋气,头痛,腿痛,血小板下降。

处方:西洋参10g,生北黄芪10g,紫丹参7g,天葵子12g,山慈菇10g,白花蛇舌草15g,半枝莲15g,桑白皮12g,瓜蒌皮10g,炙款冬花10g,炙紫菀7g,紫草10g,芡实15g,冬桑叶10g,乌贼骨10g,金银花10g,生甘草5g,谷芽15g,麦芽15g,延胡索10g。另用水鸭(去心)、冬虫夏草、乌贼合煮汤调服数月。

服上方后,诸证好转,病情稳定。

按:该患者久患萎缩性胃炎10余年,久病伤阴,累及于肺,而致阴虚内热,消灼津液,不能滋润肺脏,宣发肃降失司而现呛咳,前胸痛,痰中带血,咳时小便失禁,纳差,难寐,低热,手足心热等一派阴虚之象。而孙光荣教授针对病机采用益气养阴,清补兼施之法,对于肺癌转移证经过多种治疗后,出现肺胃阴亏之证,用西洋参、生北黄芪、冬桑叶、麦冬、炙款冬花、炙紫菀、生甘草等以益气滋阴润燥,清肺化痰。以瓜蒌壳、天葵子、山慈菇、白花蛇舌草、半枝莲清热解毒,散结消肿。芡实、薏苡仁健脾益气。纵观全方,以角药统管全局,益气养阴,清热化痰,解毒散结。另用水鸭(去心)、冬虫夏草、乌贼合煮汤调服,重在肺脾,佐以利水。如此用方极为玲珑,所以能获此良效。

右下肺鳞癌

案 刘某,男,84岁。2010年5月4日首诊。病史:肺癌患者,2009年5月14日在某医院诊断为右下肺鳞癌。症见:咳嗽,气喘,咯血,寐差,消瘦,舌红,苔少,脉弦涩。辨证:气阴两虚,痰热蕴毒郁肺。治则:益气养阴,清热化痰,解毒散结。

处方:西洋参10g,生北黄芪10g,紫丹参7g,天葵子12g,猫爪草12g,白花蛇舌草15g,半枝莲15g,麦冬15g,炙款冬花10g,炙紫菀10g,仙鹤草15g,宣百合10g,云茯神15g,炒酸枣仁15g,生甘草5g,桑白皮12g,金银花10g,阿胶珠10g。

14剂,每日1剂,水煎服。

二诊:服上方后症状缓解,仍气短,咳嗽,吐黄痰。

处方:西洋参10g,生北黄芪10g,紫丹参7g,宣百合10g,桑白皮12g,麦冬15g,天葵子12g,猫爪草12g,半枝莲15g,白花蛇舌草15g,金银花10g,仙鹤草15g,大枣10g,薏苡仁15g,生甘草5g。

14剂,每日1剂,水煎服。

三诊:服上方后,咯血,气短。

处方:西洋参10g,生北黄芪10g,紫丹参7g,宣百合10g,百部根10g,桑白皮12g,麦冬12g,仙鹤草12g,猫爪草12g,半枝莲15g,白花蛇舌草15g,金银花10g,天葵子12g,川牛膝10g,延胡索10g,生甘草5g。

14剂,每日1剂,水煎服。

四诊:服上方后,病情稳定,但不思饮食,多食则胃不适(服用鸦胆子乳液期间),余无不适。西医检查,未见胸腔积液。

处方:西洋参10g,生北黄芪10g,紫丹参7g,天葵子12g,猫爪草12g,白花蛇舌草15g,半枝莲15g,麦冬15g,炙款冬花10g,乌贼骨15g,西砂仁4g,大腹皮10g,云茯神15g,炒酸枣仁15g,制鳖甲15g,桑白皮12g,生甘草5g。

14剂,每日1剂,水煎服。

五诊:服上方气喘、咳嗽、咯血已止,近来感到身有燥热,胸痛及腿痛。

处方:西洋参10g,生北黄芪10g,紫丹参7g,天葵子12g,猫爪草12g,白花蛇舌草15g,半枝莲15g,银柴胡12g,制鳖甲15g,珍珠母15g,炙款冬花10g,炙紫菀

10g,麦冬15g,延胡索10g,生甘草5g。

14剂,每日1剂,水煎服。

按:阴虚肺燥咯血,患者乃阴虚之体,虚阳上扰,耗散津液,津伤肺燥,痰热蕴毒郁肺。治宜益气养阴,清热化痰,解毒散结。方中西洋参、生北黄芪、紫丹参、麦冬、宣百合、桑白皮、阿胶珠、仙鹤草滋阴润燥;炙款冬花、炙紫菀化痰,云茯神、炒酸枣仁、生甘草益气安神。制鳖甲、天葵子、猫爪草、白花蛇舌草、半枝莲等解毒散结。其治疗过程,发活圆通,井井有条,所以显效。

食管癌

案 高某,男,48 岁。2010 年 7 月 16 日首诊。病史:食管癌术后 4 年,放疗中。症见:纳差,胃脘烧灼感,尿黄,背痛,舌绛紫,苔滑、中央及根黄腻褐,脉细。辨证:气阴两虚,毒热凝痰于胃。治则:益气养阴,健脾和胃,清热解毒,化痰散结。

处方:西洋参 12g,生北黄芪 10g,紫丹参 10g,乌贼骨 15g,西砂仁 4g,鸡内金 6g,真降香 10g,广橘络 6g,炒神曲 15g,延胡索 10g,猫爪草 10g,山慈菇 10g,制鳖甲 15g,半枝莲 15g,白花蛇舌草 15g,生甘草 5g。

7 剂,每日 1 剂,水煎服。

二诊:服上方后背痛明显减轻,但仍有肝区疼痛及胃脘烧灼感。舌红,苔稍黄腻,脉细。

处方:西洋参 12g,生北黄芪 10g,紫丹参 10g,乌贼骨 15g,西砂仁 4g,鸡内金 6g,延胡索 10g,猫爪草 10g,山慈菇 10g,制鳖甲 15g,真降香 10g,半枝莲 15g,白花蛇舌草 15g,川郁金 10g,生甘草 5g。

7 剂,每日 1 剂,水煎服。

按:食管癌属于中医"噎膈"范畴。孙光荣教授认为,本病多由饮食不节、情志不遂、正气亏虚等,造成痰郁化热蕴毒,肝气郁滞,脾胃纳运不健,津液不能输布、气血生化乏源、经络不通等。在治疗上除予以扶正固本、清热解毒散结外,尚十分重视对胃之通降失常的调治。因胃主受纳和腐熟,以降为顺,而在本病,由于水谷受纳受阻,则气血无以化生,正气更虚,糟粕不能下行,毒热没有通出之道。本案患者,孙光荣教授用乌贼骨、西砂仁、鸡内金、真降香等以和胃健脾,恢复脾胃的正常功能,同时也给邪气以外出的通道,一法多用,寓意深远。

甲状腺癌多发骨转移

案 张某,女,60岁。2010年4月2日首诊。病史:甲状腺癌,骨转移,2009年转移至髋骨,颅脑。症见:多发骨转移,寐可,咳嗽时头痛甚,走路腿痛,舌淡,苔少,脉稍涩。辨证:肾虚乏源,痰毒流注。治则:扶正为本,补益肝肾,兼以化痰散结,活血通络。

处方:西洋参10g,生北黄芪12g,紫丹参10g,制何首乌15g,明天麻12g,天葵子10g,半枝莲15g,白花蛇舌草15g,山慈菇10g,延胡索10g,田三七6g,补骨脂10g,骨碎补10g,川牛膝10g,川杜仲12g,正锁阳10g,阿胶珠10g,生甘草5g。

7剂,每日1剂,水煎服。

二诊:服上方后,头痛减轻,但易感冒,咳嗽,耻骨癌转移,步行不稳。舌淡红,中有裂纹,苔少,脉细滑缓。上方去天葵子、延胡索、田三七、正锁阳,加紫草10g、金毛狗脊10g、猫爪草5g。14剂,服法同前。

按:孙光荣教授一向强调,从临证出发,以病用药,畅气血,调升降。善用生北黄芪、西洋参、紫丹参等温补之药,救患者于危难之际。该案为甲状腺癌多发骨转移,舌淡、苔少、脉稍涩,是久病穷必及肾的典型,肾虚乏源,痰毒流注,而致瘀滞其中,阻滞经络,不通则痛。出现头痛,走路腿痛。以西洋参、生北黄芪扶正为本,延胡索、田三七、补骨脂、骨碎补、川牛膝、川杜仲、正锁阳、制何首乌补益肝肾,兼用明天麻、天葵子、半枝莲、白花蛇舌草、山慈菇化痰散结。紫丹参、延胡索、田三七活血通络。纵观全方,持论明通,立方以扶正为主,再加熄风之品明天麻,看似平淡,却能取得良好效果。

卵巢癌

案 马某,女,68岁。2009年9月4日首诊。病史:卵巢癌化疗中,出现胸水、腹水。症见:腹胀,胃脘胀,气短,口干,尿黄,舌绛,苔灰,脉细且涩。辨证:肝肾亏损。治则:健脾益气,利水消胀,调补肝肾,培补真元。

处方:西洋参10g,生北黄芪12g,紫丹参10g,制鳖甲15g,半枝莲15g,白花蛇舌草15g,芡实15g,薏苡仁15g,大腹皮12g,炒枳壳6g,制香附10g,当归片10g,车前子10g,赤小豆10g,生甘草5g。

7剂,每日1剂,水煎服。

二诊:服上方后,诸证明显好转,现有呃逆,腹和胃脘稍胀,舌淡,苔黄。

处方:西洋参10g,生北黄芪12g,紫丹参10g,制鳖甲15g,半枝莲15g,白花蛇舌草15g,芡实15g,薏苡仁15g,大腹皮12g,炒枳壳6g,制香附10g,降香10g,当归片10g,车前子10g,赤小豆10g,鸡内金6g,生甘草5g。

7剂,每日1剂,水煎服。

三诊:服上方后,诸证减轻,仅感腹中偶有"窜气",舌红,苔黄,脉小弦。

处方:西洋参10g,生北黄芪12g,紫丹参10g,制鳖甲15g,半枝莲15g,白花蛇舌草15g,芡实15g,薏苡仁15g,大腹皮15g,炒枳壳6g,制香附10g,当归片10g,鸡内金6g,阿胶珠10g,生甘草5g。

14剂,每日1剂,水煎服。

服上方后,诸证减轻,病情稳定。

按:该案为卵巢癌化疗后,导致肝肾亏损,脾气虚弱,水湿运化失司,出现腹胀,湿久化热,流注下焦,影响膀胱气化,而出现尿黄,口干,舌绛,苔灰。尤其值得一提的是"脉细且涩"反映了该病肝肾阴虚是本,脾虚腹胀是标。孙光荣教授巧抓主症,治肺、治脾、治肝各不相同,均随其证而有所变通。以西洋参、生北黄芪、紫丹参、制鳖甲、大腹皮、炒枳壳、制香附、芡实益气养血,软坚散结;芡实补益肝肾,以固其本,以薏苡仁、大腹皮、炒枳壳、制香附、当归片、车前子、赤小豆、生甘草健脾理气,以绝生水之源。纵观全方治疗思路,于西洋参、生北黄芪、生甘草补气扶正中,加大腹皮、炒枳壳、制香附以理气,佐制鳖甲以搜阴,顾云邪伏血瘀而加当归片、紫丹参,加车前子、赤小豆、生甘草以祛湿达邪,虚实兼到,所获良效。

宫颈癌

案 佟某,女,42 岁。2013 年 6 月 14 日首诊。病史:患者于 1 年前出现阴道分泌物增多,分泌物黄白相间,无气味,无脓血,未予重视。本月初来北京某医院妇科就诊,查妇科:B 超示宫颈大小 3.3cm×4.1cm×4.3cm,形态不规则,回声减低不均。彩色多普勒能量图(CDEI)示血流信号丰富,子宫左侧见低回声 3.5cm×3.1cm,边界模糊,与子宫关系密切。CDEI 未见明显血流。诊断:宫颈癌。症见:面色无华,有色素沉着斑,白带夹有血丝,胯部疼痛,舌红,少苔,脉虚细。西医诊断:宫颈癌。西医建议放疗和化疗,患者拒绝。中医诊断:癥瘕。辨证:气血两虚,痰瘀互结壅毒。治则:益气补血,解毒散结。

处方 1:生晒参 12g,生北黄芪 10g,紫丹参 5g,全当归 12g,阿胶珠 10g,田三七 6g,山慈菇 12g,菝葜根 10g,白花蛇舌草 10g,半枝莲 15g,蒲公英 12g,川牛膝 10g,川杜仲 10g,地榆炭 10g,生地黄炭 15g,生甘草 5g。

21 剂,每日 1 剂,水煎服。

处方 2:蛇床子 10g,百部根 10g,白花蛇舌草 10g,半枝莲 12g,山慈菇 12g,蒲公英 12g,生薏苡仁 15g,芡实 15g,仙鹤草 15g,白鲜皮 12g,煅龙骨 15g,煅牡蛎 15g,生甘草 5g。

21 剂,每日 1 剂,水煎外洗阴部,每日 2 次。

二诊:阴道分泌物及白带夹有血丝明显减少,面色少华,舌红,苔少,脉虚细。效不更方,上方去川牛膝,加猫爪草 12g、川萆薢 10g、白茅根 10g、生薏苡仁 10g,以增强清热解毒利湿止血之力。外洗方继续。药后病情稳定,症状缓解。

按:方中生晒参、生北黄芪、紫丹参益气和血为君,臣以全当归、阿胶珠、田三七补血止血,山慈菇、菝葜根、白花蛇舌草、半枝莲、蒲公英清热解毒,软坚散结,佐以地榆炭、生地黄炭凉血止血,川牛膝、川杜仲补肾强腰膝,生甘草调和诸药。外以清热解毒,祛湿止痒为主,方中蛇床子、百部根、白鲜皮杀虫止痒,白花蛇舌草、半枝莲、山慈菇、蒲公英清热解毒,生薏苡仁、芡实淡渗利湿,煅龙骨、煅牡蛎燥湿止带,仙鹤草止血,生甘草调和诸药。

乳腺纤维瘤术后

案 黄某,女,22 岁。2009 年 1 月 9 日首诊。病史:患者乳腺纤维瘤术后复发。症见:舌红,苔薄白,脉细涩。辨证:肝郁气滞,痰瘀阻络。治则:理气活血通络,软坚散结。

处方:党参 15g,生北黄芪 15g,紫丹参 12g,菝葜 12g,川郁金 12g,丝瓜络 6g,珍珠母 15g,云茯神 15g,炒酸枣仁 15g,枸杞子 15g,生牡蛎 15g,生甘草 15g。

7 剂,每日 1 剂,水煎服。

二诊:服上方后,舌尖红,苔薄白,脉同前。

处方:党参 15g,生北黄芪 15g,紫丹参 12g,白鲜皮 10g,蝉蜕 6g,珍珠母 15g,川郁金 12g,丝瓜络 6g,生牡蛎 15g,枸杞子 15g,蒺藜 10g,生甘草 15g,杭白菊 10g,重楼 6g(包煎)。

14 剂,每日 1 剂,水煎服。

三诊:服上方后,无明显变化。舌红,苔少,脉弦涩。

处方:党参 15g,生北黄芪 15g,紫丹参 12g,法半夏 7g,广橘络 7g,路路通 10g,珍珠母 15g,生牡蛎 15g,黄药子 6g(包煎),川郁金 12g,蒲公英 15g,生甘草 15g。

7 剂,每日 1 剂,水煎服。

四诊:经来腹痛,乳腺纤维瘤无明显变化。伴有咽部不适。舌红,苔少,脉细。

处方:党参 15g,生北黄芪 15g,紫丹参 12g,法半夏 7g,广橘络 7g,路路通 10g,制香附 12g,吴茱萸 10g,补骨脂 10g,蒲公英 15g,丝瓜络 6g,蒺藜 10g,延胡索 10g,木蝴蝶 10g,生甘草 5g,当归 10g,制香附 10g。

14 剂,每日 1 剂,水煎服。

继服上方 20 余剂后,瘤体软化,缩小,诸证好转,效果显著。

按:该案为中医"乳癖"之范畴,乃久病入络,脉证合参,其病机为:肝用太过,横逆犯胃,痰瘀互结,治当理气活血通络,佐以软坚散结。临证时强调理气活血,软坚散结及柔肝等方法的应用。用药细腻,实则苦心斟酌以出之,诚以调理内伤久病之法。该病治疗过程,四面照顾,通盘打算,多复杂碍手之处,用药灵活,而获良效。

子宫肌瘤

案 施某,女,38 岁。2010 年 7 月 23 日首诊。病史:子宫肌瘤 2 年,盆腔积液。患者 2010 年 3 月 16 日在某医科大学附属医院 B 超示:子宫肌瘤,盆腔积液。右侧卵巢长颈:3cm;左侧卵巢长颈:2.8cm;子宫后方可见液性暗区,后径 1.8cm。症见:多梦,消瘦,面色无华,皮肤干涩,月经准期,质稠,舌红,边有齿痕,苔薄,脉细涩。辨证:阴血亏虚,瘀毒内结。治则:健脾养心,解毒散结利湿。

处方:西洋参 10g、生北黄芪 10g、紫丹参 7g、山慈菇 10g、猫爪草 12g、生薏苡仁 15g、炒芡实 15g、葶苈子 10g、川杜仲 12g、鸡内金 6g、云茯神 15g、炒酸枣仁 15g、阿胶珠 12g、生地黄 10g、杭白芍 10g、生甘草 5g。

7 剂,每日 1 剂,水煎服。

二诊:服上方后,病情稳定,便稀,带稠,略呈红色,多梦,舌红,边有齿痕,苔少,脉细稍涩。上方去川杜仲、鸡内金、阿胶珠、生地黄、杭白芍,加炒神曲 15g、车前子 10g、制何首乌 15g、生龙齿 15g。服法同前。

三诊:服上方后,病情稳定。舌红,边有齿痕,苔花剥,脉细稍涩。求嗣。上方去云茯神、炒酸枣仁、炒神曲、生龙齿,加阿胶珠 10g、制鳖甲 15g、路路通 10g、鸡内金 6g。14 剂,每日 1 剂,水煎服。

按:子宫肌瘤属于中医"癥瘕"的范畴,是有形之邪,以胞中结块为主要特征;而盆腔积液则属于中医"痰饮"的范畴,亦为实邪。本案患者兼有阴血亏虚之象,总的病机为正虚邪实,虚实夹杂。"实者攻之""结者散之",孙光荣教授标本兼顾,扶正和祛邪相结合,方中山慈菇、猫爪草解毒散结;生薏苡仁、炒芡实补脾祛湿;葶苈子、车前子利水渗湿;阿胶珠、制何首乌益肾养血填精。诸药合用,共奏滋阴养血、解毒散结利湿、养精种子之效。

幻听并失眠

案 孟某,女,35岁。2009年10月16日首诊。病史:双乳溢液,有乳腺增生。症见:患者反复幻听7个月,心悸,有恐慌感,焦虑,寐不宁,纳可,烦躁,易激动,身倦神疲。经前困乏,经后少腹痛,黄带较多,舌淡紫,苔少,脉弦涩。辨证:心神不宁。治则:安心神,镇浮阳,通耳窍。

处方:生晒参15g,生北黄芪15g,紫丹参10g,炙远志7g,石菖蒲7g,灵磁石10g(先煎),苍耳子10g,川郁金10g,云茯神15g,炒酸枣仁15g,合欢皮10g,灯心草3g,麦芽12g,生甘草5g。

7剂,每日1剂,水煎服。

二诊:服上方后,自感轻松,心宁,寐安,幻听减轻,黄带减少,但仍有双乳溢液。舌边有齿痕,舌淡,苔少,脉弦小。

处方:生晒参15g,生北黄芪15g,紫丹参10g,炙远志7g,石菖蒲7g,灵磁石10g(先煎),苍耳子10g,川郁金10g,炒酸枣仁15g,合欢皮10g,灯心草3g,麦芽12g,蒲公英12g,川萆薢10g,生甘草5g。

14剂,每日1剂,水煎服。

服上方后诸证好转,病情稳定。

按:中医文献虽没有幻听病名,但早在《灵枢·癫狂》篇中即有"耳妄闻"记载,在《灵枢·经脉》篇更有"心惕惕如人将捕之"的形象描述。虽然"肾开窍于耳",但耳和心的关系也很密切。《素问·金匮真言论》说:"南方赤色,入通于心,开窍于耳。"《素问·缪刺论》说:"手足少阴太阴足阳明之络,此五络皆会于耳中。"《医贯》卷五也说:"心为耳窍之客。"都说明除肾之外,心与听觉有密切关系。因此,治疗本病,重在安心神、镇浮阳、通耳窍。

59

低血压头晕

案 王某,女,29 岁。2009 年 10 月 23 日首诊。病史:头晕难寐,低血压,气短无力。症见:舌淡,苔少,脉弦无力。辨证:气血两亏,心肝失养。治则:养血以柔肝,补气以升清。方用调气活血抑邪汤加减。

处方:生晒参 15g,生北黄芪 15g,紫丹参 10g,制何首乌 15g,明天麻 10g,枸杞子 15g,云茯神 15g,炒酸枣仁 15g,合欢皮 10g,阿胶珠 10g,灵芝 10g,生甘草 5g。

14 剂,水煎服,每日 1 剂。

二诊:服上方后头晕难寐、气短无力均有好转,但有神疲乏力之感,尿稍频。

处方:生晒参 15g,生北黄芪 15g,紫丹参 10g,制何首乌 15g,明天麻 12g,云茯神 15g,炒酸枣仁 15g,合欢皮 10g,生龙齿 15g,金樱子 10g,覆盆子 6g,车前子 10g,益智仁 10g,生甘草 5g。

7 剂,水煎服,每日 1 剂。

随访半年,睡眠安好。

按:低血压引起的头晕属于中医"虚劳""眩晕"范畴,患者禀赋薄弱、气血两亏是本病发病的主要原因。《黄帝内经》虽无眩晕之名,但有眩晕之实。另有"眩冒""眩""目瞑"等,如《灵枢·海论》载:"髓海不足,则脑转耳鸣,胫酸眩冒。"南宋陈无择对眩晕的病因作出了论述,正式提出了"眩晕"病名。中医从"整体观念"着手,辨证论治,治病求本,采用养血以柔肝,补气以升清的治则。补其不足,调其阴阳,以致中和而收良效。复诊后,患者有尿频症状,稍加滋肾收敛之品。

顽固性头痛（去痛片依赖症）

案 张某,男,59岁。2009年5月29日首诊。病史:有糖尿病、高血压病、抑郁症等。头痛,眼眶痛,去痛片(索米痛片)依赖3年,不服药时头痛复发,伴血压升高160/100mmHg(1mmHg＝0.133 3kPa)。症见:头痛,眼眶痛,去痛片依赖,最大剂量每日24片,血压高,口干,多尿,口渴,不寐,烦躁,舌淡,苔焦黑,脉弦紧。辨证:肝风头痛。治则:平肝潜阳,熄风止痛。

处方:生晒参15g,生北黄芪10g,紫丹参12g,石决明20g,川杜仲15g,川牛膝15g,川郁金12g,制何首乌15g,明天麻10g,云茯神15g,炒酸枣仁15g,薏苡仁20g,谷精草10g,木贼草10g,蒲公英15g,生龙齿15g(先煎),延胡索10g。

7剂,每日1剂,水煎服。

二诊:服上方后诸证明显好转,但有右眼痛,不寐,尿多,舌淡,苔黄腻,脉弦紧。上方加佩兰叶6g、女贞子10g、桑葚子10g。14剂。佩兰叶为芳香性健胃、发汗、利尿药,可用于感冒寒性头痛和神经性头痛;女贞子、桑葚子滋补肝肾之阴。

三诊:服上方后头痛,眼珠疼痛,口干,尿多,烦躁不安,舌红,苔腻,脉弦紧。上方改生晒参为西洋参12g,去女贞子、川郁金、桑葚子、蒲公英、生龙齿,加蔓荆子12g、西藁本10g、延胡索10g、密蒙花10g、青葙子10g。14剂,每日1剂,分3次服。服上方后,诸证好转,病情稳定。

按:中医对头痛冠之以不同的名称,如"偏头痛""头风""脑风""首风""真头痛""雷头风""巅顶痛"等,与现代医学的偏头痛、血管神经性头痛类同。《诸病源侯论·头面风侯》载"头面风者,是体虚,诸阳经脉为风所乘也"。本案患者为顽固性头痛,属中医肝风头痛。此类患者大多数情志不遂,表现一系列肝阳上亢,肝风内动之象,当用平肝潜阳法。头痛如劈如钻,时发时止,多位于面部、眼眶或前额。剧痛时多伴呕吐。病程久,喜冷畏热,脉弦。肝风害目则自觉头痛彻目,目痛彻头。或目痛轻而巅顶痛甚,或巅顶痛轻而目痛甚。互相消长,日久不愈。孙光荣教授治用平肝潜阳,熄风止痛,获良效。

耳鸣耳聋

案 王某,女,66岁。2009年9月4日首诊。病史:患者耳鸣、耳聋30余年。症见:耳鸣、耳聋严重,于其耳边击掌亦无所闻,头闷,口干,口苦,头晕,易急躁,寐差,胃溃疡,血黏稠,血压160/105mmHg。舌绛,苔少,脉虚细。辨证:肝肾不足,肝阳上亢,气血瘀阻,清窍久闭。治则:调补肝肾气血,安神通络。

处方:生晒参15g,生北黄芪15g,紫丹参10g,制何首乌15g,明天麻10g,灵磁石12g(先煎),苍耳子10g,炙远志10g,石菖蒲10g,路路通10g,云茯神15g,炒酸枣仁15g,乌贼骨10g,川郁金10g,鸡内金6g,生甘草5g。

7剂,每日1剂,水煎服。

二诊:服上方后,病情有明显好转,耳鸣减轻,头闷减轻,尚不能听。上方去炒酸枣仁、乌贼骨、鸡内金,加金银花10g、合欢皮10g。14剂。

三诊:服上方后诸证好转。效不更方。继服上方14剂。

四诊:服上方后诸证好转,自感轻松,下肢亦觉有力。但血压偏高160/105mmHg。舌红,中有裂痕,苔偏少。上方去生晒参、生北黄芪、紫丹参、金银花、川郁金,加石决明20g、川杜仲15g、川牛膝15g、炒酸枣仁15g。7剂。患者血压偏高,加用镇阳潜阳,引血下行之品。

五诊:服上方后诸证减轻,精神明显好转,心烦减轻。血压降至150/96mmHg。上方去苍耳子,加钩藤12g、全蝎3g。7剂。

服上方后,诸证好转。

按:本案患者属难治性耳鸣。耳鸣不歇,心烦急躁,寐差是此类患者常见的三大症状。治疗上,补则增烦,泻多不应。本案患者的病机为肝肾不足,肝阳上亢,且病情迁延日久,气血瘀阻,清窍久闭。肝为刚脏,赖肾水以滋养。肾阴不足则精不化血,以致肝阴不足,则阳亢上扰。治疗当首辨虚实。张三锡《医学六要·治法汇》:"耳鸣、耳聋,须分新久虚实。"孙光荣教授根据患者的虚实病机,扶正祛邪并举,兼以养心安神,收效甚好。

精神情志病

案 朱某,女,25 岁。2009 年 4 月 17 日首诊。病史:2004 年患精神分裂症,服用利培酮片,每日 6mg 获愈。症见:头晕、昏沉,幻听,幻觉,多梦,乏力,纳呆,寐差,大便欠畅,白带,月经不定期,舌质淡,苔白,脉沉弦。辨证:心脾两虚,痰气郁结。治则:补气健脾,养心安神,化痰解郁。

处方:生晒参 12g,生北黄芪 10g,紫丹参 10g,广陈皮 7g,川郁金 10g,云茯神 15g,制何首乌 15g,明天麻 15g,法半夏 7g,炒酸枣仁 15g,生龙齿 15g(先煎),川草薢 10g,薏苡仁 12g,煅龙骨 15g(先煎),煅牡蛎 15g(先煎),生甘草 5g。

7 剂,每日 1 剂,水煎服。

二诊:服上方 7 剂后,诸证减轻,纳可,寐可,仍有头昏沉感,幻听、郁结未解。舌红,苔少,脉细弱。

处方:生晒参 12g,生北黄芪 10g,紫丹参 10g,川郁金 12g,合欢皮 12g,云茯神 15g,炒酸枣仁 15g,制何首乌 15g,明天麻 15g,法半夏 7g,广陈皮 7g,生龙齿 15g(先煎),川草薢 10g,薏苡仁 12g,降香 10g,煅牡蛎 12g(先煎),藁本 10g,生甘草 5g。

7 剂,每日 1 剂,水煎服。

三诊:服上方后,诸证明显缓解,仍有头晕,寐差、易醒,幻觉已减,舌红,苔少,边尖稍有齿痕。脉平缓稍细。

处方:生晒参 15g,生北黄芪 12g,紫丹参 12g,川郁金 12g,合欢皮 15g,云茯神 15g,炒酸枣仁 15g,制何首乌 15g,明天麻 12g,法半夏 7g,广陈皮 7g,生龙齿 15g(先煎),薏苡仁 12g,炙远志 7g,石菖蒲 7g,藁本 10g,生甘草 5g。

14 剂,每日 1 剂,水煎服。

四诊:服上方后诸证明显好转,仍有轻微幻听,舌红,苔少,脉弦。

处方:生晒参 10g,生北黄芪 10g,紫丹参 10g,川郁金 10g,合欢皮 12g,云茯神 15g,炒酸枣仁 15g,制何首乌 15g,明天麻 10g,灵磁石 10g(先煎),生龙齿 15g(先煎),炙远志 6g,石菖蒲 6g,连翘壳 6g,灯心草 3g,金银花 15g,车前子 10g(包煎),生甘草 5g。

7 剂,每日 1 剂,水煎服。

五诊:服上方后,病情好转,能思考,写散文诗,舌干灰黑,苔少,脉弦滑数。

处方:生晒参10g,生北黄芪10g,紫丹参10g,川郁金10g,合欢皮10g,云茯神15g,炒酸枣仁15g,石菖蒲7g,灵磁石7g(先煎),炙远志7g,生龙齿15g(先煎),灯心草3g,制何首乌15g,核桃仁10g,天花粉10g,枸杞子15g,生甘草5g。

11剂,每日1剂,水煎服。

六诊:服上方后诸证继续好转,仍偶有虚幻之想,脉舌同前。

处方:生晒参12g,生北黄芪12g,紫丹参10g,川郁金10g,合欢皮12g,云茯神15g,炒酸枣仁15g,石菖蒲7g,灵磁石7g(先煎),灯心草3g,麦冬12g,辛夷花6g,天冬10g,天花粉10g,制何首乌15g,明天麻10g。

7剂,每日1剂,水煎服。

七诊:服上方后诸证已好转,幻觉已除。舌红,苔少,脉小但有力。

处方:生晒参12g,生北黄芪12g,紫丹参10g,川郁金10g,合欢皮12g,云茯神15g,炒酸枣仁15g,石菖蒲7g,灵磁石7g(先煎),灯心草3g,麦冬12g,辛夷花6g,制何首乌15g,阿胶珠10g,天花粉10g,明天麻10g。

7剂,每日1剂,水煎服。

八诊:服上方病情稳定,自觉诸证好转。另外,用卫生护垫后外阴痒。舌淡,苔少,脉弦小。

处方1:生晒参12g,生北黄芪12g,紫丹参10g,川郁金10g,合欢皮12g,云茯神15g,炒酸枣仁15g,炙远志6g,石菖蒲6g,灵磁石7g(先煎),辛夷花6g,制何首乌15g,阿胶珠10g,明天麻10g,灯心草3g,蒲公英10g,生甘草5g。

7剂,每日1剂,水煎服。

处方2:白鲜皮12g,蝉蜕6g,蒲公英15g,川楝子10g,皂角刺10g,金银花15g,地肤子12g,生甘草5g。

7剂,每日1剂,水煎外洗,每日2次。

九诊:服上方后病情好转,稳定。舌红,苔少,脉弦小。

处方:生晒参12g,生北黄芪12g,紫丹参10g,川郁金10g,合欢皮12g,云茯神15g,炒酸枣仁15g,炙远志6g,石菖蒲6g,灵磁石7g(先煎),制何首乌15g,阿胶珠10g,明天麻10g,灯心草3g,辛夷花6g,粉葛根10g,生甘草5g。

7剂,每日1剂,水煎服。

十诊:服上方后症状已基本消除,但服西药后闭经3个月,心烦。

处方:生晒参10g,生北黄芪10g,紫丹参10g,益母草15g,阿胶珠12g,当归片10g,制香附10g,炙远志6g,石菖蒲6g,辛夷花6g,制何首乌15g,粉葛根10g,云茯神15g,炒酸枣仁15g,合欢皮10g,郁金10g,生甘草5g。

14剂,每日1剂,水煎服。

十一诊:康复期,用丸缓图。

处方:生晒参15g,生北黄芪15g,紫丹参10g,阿胶珠12g,云茯神15g,炒酸枣仁15g,制香附10g,川郁金10g,炙远志10g,石菖蒲10g,合欢皮15g,益母草15g,当归片12g,灵磁石10g(先煎),生甘草5g。

10剂,炼蜜为丸。

按:精神分裂症属中医"癫狂"范畴。其临床病机变化多端,证候多样,证型分类复杂。中医认为,癫狂发病与七情内伤密切相关,主要病位在脑,涉及心、肝、脾、肾诸脏。《临证指南医案》曰:"狂由大惊大怒,病在肝胆胃经,三阳并而上升,故火炽而痰涌,心窍为之闭塞。癫由积忧积郁,病在心脾胞络,三阴蔽而不宣,故气郁则痰迷,神志为之混淆。"《秘传证治要诀·癫狂》曰:"癫狂由七情所郁,遂生痰涎,迷塞心窍。"本案患者属癫狂证中的癫证。证属心脾两虚,痰气郁结,虚实夹杂证。心脾两虚,气血内耗,神不守舍,故见幻听、幻觉,寐差,多梦;脾虚失于健运,故见乏力,纳呆,大便欠畅,白带,舌质淡,苔白。气郁痰迷,蒙闭清窍,故头晕、昏沉。孙光荣教授选用益气健脾,养心安神,化痰解郁之药组方,并随证加减。待病情好转,康复阶段改用丸药,丸药缓图,以巩固疗效。

抑郁症

案 张某,女,54岁。2009年10月16日首诊。病史:2009年6月16日卵巢癌切除,化疗2个疗程,糖尿病12年。症见:口干,乏力,寐差,多梦,烦躁,恐惧,想自杀,易悲伤,舌淡白,苔少,脉弦细。辨证:心神失养。治则:养心除烦,安神定志。

处方:西洋参10g,生北黄芪10g,紫丹参10g,云茯神15g,炒酸枣仁15g,合欢皮12g,阿胶珠12g,川郁金10g,石菖蒲7g,炙远志7g,灵磁石10g(先煎),天花粉10g。

30剂,每日1剂,水煎服。

服上方后诸证好转,病情平稳。

按:抑郁症是一种以显著而持久的情绪(心境)低落、兴趣减退为核心症状的情感性精神障碍疾病,属中医"郁证""癫证""脏躁""百合病"等范畴。本病与心有着密不可分的联系。中医历来有"心藏神,主神明""心主血脉"之说,认为抑郁应责之于心。因此,患者常伴有烦躁、寐差、多梦等症状。治宜养心除烦,安神定志。服药后病情平稳。

脑动脉粥样硬化

案 刘某,男,55 岁。2009 年 5 月 10 日首诊。病史:高血压 2 级病史 2 年。症见:头闷痛,伴头晕目眩,心悸,耳鸣,神疲乏力,自汗多,右手指麻,舌淡,苔薄白,舌体左㖞,脉沉细。颅脑计算机体层摄影(CT)、磁共振成像(MRI)示:脑动脉粥样硬化,颅腔底供血不足。辨证:脾肾阳虚,气血不足,瘀阻脉络。治则:温补脾肾,益气养血,活血通脉。方用胶艾汤加味。

处方:熟地黄 25g,白芍 20g,当归 15g,川芎 30g,阿胶 10g,艾叶 10g,炙甘草 10g。

15 剂,每日 1 剂,水煎服。

二诊:头闷痛、头晕目眩均明显减轻,心悸、右手指麻消退。予上方加制何首乌 30g、枸杞子 20g,继服 15 剂,以滋补肝肾,益气养血,加强疗效。

三诊:头闷痛、头晕目眩均消失,余症皆愈,复查颅脑 CT、MRI 示:脑动脉粥样硬化改善,颅腔底供血未见异常。遂嘱其常服华佗再造丸善后,以防复发。

按:本案患者年过半百,更兼饮食不节,致肝脾肾亏损,气虚血亏。气血不足,血行不利,不能上荣,脑髓失养,故头闷痛、头晕目眩;血虚不能鼓动心脉,则见心悸;血脉空虚,虚阳上扰,则耳鸣;气血亏虚,形神失于温养,故神疲乏力;气虚不固,则自汗多;血虚致瘀,瘀阻脉络,筋脉失养则见右手指麻;舌淡,苔薄白,舌体左㖞,脉沉细均为脾肾阳虚,气血不足,瘀阻脉络之证。故用胶艾汤加味以温补脾肾,益气养血,活血通脉治之。

67

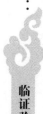

皮肤瘙痒有蚁行感

案 周某,男,25 岁。2009 年 9 月 11 日首诊。病史:患者背部蚁行感 5 年。症见:背部瘙痒,蚁行感,面红,寐差,多梦,心神不宁,尿频,口干,舌淡,苔白,脉濡细。辨证:血虚风燥。治则:活血祛风止痒,养心安神。

处方 1:生晒参 12g,生北黄芪 10g,紫丹参 12g,川郁金 10g,降香 10g,生龙齿 15g(先煎),云茯神 15g,炒酸枣仁 15g,炙远志 6g,石菖蒲 6g,白鲜皮 10g,蝉蜕 6g,芡实 20g,薏苡仁 20g,生甘草 5g。

14 剂,每日 1 剂,水煎服。

处方 2:白鲜皮 20g,蝉蜕 10g,川楝子 12g,蒲公英 15g,薏苡仁 20g,芡实 20g,金银花 15g,野菊花 10g,明矾 10g,生甘草 10g。

7 剂,每日 1 次,煎汤外洗。

二诊:服上方后,诸证减轻,但仍多梦,尿频,舌红,苔白,脉弦小。处方 1 去降香、白鲜皮、芡实、薏苡仁,加合欢皮 10g、制何首乌 15g、灯心草 3g、益智仁 10g。14 剂,水煎服。增强了养心安神之力。

三诊:服上方后,蚁行感减轻,面红减轻,但仍尿频,多梦,心神不宁,舌红,苔稍黄腻,脉弦。处方 1 去川郁金,加金樱子 10g、车前子 10g(包煎)。5 剂,水煎服。

四诊:服上方后,病情继续好转,仍有心神不宁,舌红,苔黄厚,脉弦有力。三诊方去蝉蜕,加川郁金 10g。7 剂,水煎服。

五诊:仍有心神不宁,多梦,舌体稍胖大,苔质淡红,苔少,脉弦。上方去金樱子、灯心草、川郁金,加明天麻 10g、石决明 2g。7 剂,水煎服。

服上方后病情好转,临床症状消失,精神好。

按:皮肤瘙痒可归属中医"风瘙痒""血风疮""爪风""痒风"等范畴。清代《外科证治全书》记载:"痒风,遍身瘙痒,并无疮疥,搔之不止。"中医认为痒症成因不一,但总之不离乎风,皮肤气血不和是病理基础。《外科证治全书》论痒中有"痒虽属风,亦各有因"的记载。《诸病源候论》曰:"风瘙痒者,是体虚受风,风入腠理,与血气相搏,而俱往来,在于皮肤之间。邪气微,不能冲击为痛,故但瘙痒也。"风性又善行,一旦在于体表,或往来穿行于脉络之间,或蠢蠢欲动于皮肤腠理,则会有蚁行感。另外,瘙痒性皮肤病因瘙痒剧烈常常影响睡眠,而睡眠不佳又可加重瘙痒。心不能藏神,肝不能藏魂。治疗上用重镇安神之药生龙齿等以潜阳安神,神得安则痒自止。金樱子、车前子二者一缩一利,共同调理小便,改善尿频症状。水液输布正常,则可以间接改善血虚风燥之象。方用活血祛风止痒,养心安神之品,并采用内外合治。以内治治其本,外治治其标。

梅核气

案 王某,女,52 岁。2009 年 9 月 4 日首诊。病史:患者因感冒引起咽喉不适 2 年。症见:咽部不适,如鲠在喉,自感乏力,嗜睡,舌绛,苔少,脉细涩。辨证:脾虚肝郁,痰凝气滞。治则:健脾疏肝,化痰利咽。

处方:生晒参 12g,生北黄芪 10g,紫丹参 10g,川郁金 10g,木蝴蝶 6g,法半夏 7g,广陈皮 7g,金银花 15g,路路通 10g,降香 10g,化橘红 6g,生甘草 5g,冬桑叶 6g,野菊花 6g。

7 剂,每日 1 剂,水煎服。

二诊:服上方后,梅核气症状减轻,已咳吐出胶结之顽痰,舌淡,苔少,脉细缓。上方加阿胶珠 10g,7 剂,以助滋阴补血之功。

嘱患者应调节情绪,保持心情舒畅。忌食辛辣刺激性食物,预防感冒。

服上方后,患者已痊愈。

按:梅核气,张仲景《金匮要略》曰:"妇人咽中如有炙脔,半夏厚朴汤主之。"孙思邈《备急千金要方》亦曰:"主妇人胸满,心下坚,咽中贴贴,如有炙脔,咽之不下,吐之不出方。"至明代,孙一奎《赤水玄珠》首次提出"梅核气"之病名。历代名家对"梅核气"之形象描述,切中肯綮,《古今医鉴》曰:"梅核气者,窒碍于咽喉之间,咯之不出,咽之不下,有如梅核之状是也。"中医责之于脾虚肝郁,痰凝气滞,故治宜健脾疏肝。孙光荣教授以化痰、解郁、利咽之药组方,仅 7 剂获效。因本案患者病久痰瘀互结,化火伤阴,在气顺、痰消、火退之后,故以阿胶珠养肝脾之阴以善其后。且梅核气起之于郁,治疗之时,当嘱患者保持心情舒畅。

尿毒症透析失衡综合征

案 王某,男,38岁。2009年4月10日首诊。病史:患尿毒症,从2009年2月开始行血液透析,每周2次。症见:尿少,头痛,恶心,面浮,肤黑,乏力,舌淡,苔白腻,脉虚细。肌酐高,血压160/110mmHg。辨证:下窍不通,浊阴不泄,逆而清浊相干,水气上泛为患。治则:理气活血降逆,利水。

处方:白人参10g,生北黄芪12g,紫丹参12g,川杜仲15g,枸杞子15g,山萸萸6g,姜半夏7g,广陈皮7g,云茯苓皮12g,玉米须6g,车前子10g(包煎),白豆蔻6g(后下),薏苡仁30g,芡实15g,蒲公英10g。

7剂,每日1剂,水煎服。

二诊:服上方后,稍感有力,面浮稍减,尿黄,尿少,舌暗,苔厚腻。上方去姜半夏、广陈皮、白豆蔻,加冬瓜皮12g、佩兰叶10g、乌贼骨15g,14剂,每日1剂。另用伏龙肝30g,分3次在呃逆时煮鸡蛋喝汤。

三诊:尿黄,尿少,浮肿,胃胀,头痛。加重理气和胃、祛风止痛、利水之品的用量,以增强和胃除秽、止头痛、消浮肿的作用。

处方:石决明20g,川杜仲15g,川牛膝15g,粉葛根10g,川芎10g,藁本10g,蔓荆子12g,姜半夏7g,法半夏7g,广陈皮7g,云茯苓皮12g,冬瓜皮12g,海金沙10g,车前子10g(包煎),蒲公英15g,白花蛇舌草10g,制厚朴6g,大腹皮10g,佩兰叶10g。

7剂,每日1剂,水煎服。

四诊:服上方后,诸证缓解,头偶痛,纳差,尿仍少,舌淡,苔黄腻,脉弦稍数。上方去姜半夏、法半夏、广陈皮、蒲公英,加土茯苓50g、白茅根20g、生薏苡仁5g,以增强祛湿、利水、健脾之功。7剂,每日1剂,水煎服。

五诊:继服上方加减1月余,诸证好转,病情稳定。

按:中医认为,本病病机主要是肾元衰竭,湿毒稽留(包括水湿、湿热、湿浊、瘀血等),病理性质属因虚致实的本虚标实证,正虚为本,邪实为标,其中医治疗主要遵循固护肾气,涤毒利水的原则,扶正和祛邪兼顾,标本同治,具体方法可有健脾、益肾、补气活血、养阴、滋肝、温阳利水、平肝潜阳等法。本案患者证属下窍不通,浊阴不泄,逆而清浊相干,水气上泛之重证,故守常达变而治之。

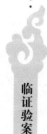

阴囊潮湿（肾囊风）

案 幺某,男,60 岁。2009 年 10 月 9 日首诊。病史:小腹坠胀感 9 年。症见:小腹坠胀,阴囊潮湿且痒,阴囊肿胀热敷后可消失,大便溏稀,尿黄,寐可,舌紫,苔黄腻,脉弦细且滑。辨证:肾虚风乘。治则:温补肾阳,除湿祛风。

处方 1:生晒参 15g,生北黄芪 15g,紫丹参 10g,升麻 6g,制香附 10g,大腹皮 15g,薏苡仁 30g,芡实 30g,小茴香 10g,制厚朴 6g,佩兰叶 10g,金樱子 10g,金银花 15g,生甘草 5g,阿胶珠 10g。

7 剂,每日 1 剂,水煎服。

处方 2:煅龙骨 30g,煅牡蛎 30g,白鲜皮 15g,地肤子 15g,川楝子 15g,皂角刺 15g,蝉蜕 10g,薏苡仁 30g,芡实 30g,紫苏叶 6g。

7 剂,每日 1 剂,水煎外洗。

二诊:服上方后,症状好转,但仍有少腹坠胀,肠鸣,自感尿后阴囊肿胀,旁侧潮湿,舌淡,苔白腻,脉弦小。所有实验室检查结果正常。

处方 1:生晒参 12g,生北黄芪 12g,紫丹参 10g,升麻 6g,川杜仲 12g,大腹皮 10g,小茴香 10g,荔枝核 10g,佩兰叶 6g,菟丝子 10g,金樱子 10g,生甘草 5g,阿胶珠 10g,山茱萸 10g,正锁阳 10g,路路通 10g。

7 剂,每日 1 剂,水煎服。

处方 2:煅龙骨 30g,煅牡蛎 30g,滑石粉 100g。

1 剂,上药共研末以纱布袋储之,扑患处。

服上方后,痊愈,各项检查指标正常。

按:此证属中医"肾囊风"的范畴。亦称阴囊风、绣球风、肾风、肾囊风疮。指因肾气亏虚,风邪外袭,或肝经湿热下注而致男子以阴囊干燥作痒,起疙瘩形如赤粟,搔破后浸淫流水为特征的一种疾病。明代以前有文献称为阴湿疮、湿疮、阴下湿痒、阴囊湿痒、阴疮等名。《杂病源流犀烛》:"阴囊湿痒者,由于精血不足,内为色欲所耗,外为风冷所乘,风湿毒气乘虚而入,囊下湿痒,甚则皮脱。"因于肾虚风乘所致者,症见阴囊潮湿且痒,舌紫,脉弦细,治宜温补肾阳,除湿祛风。外用方祛湿止痒治其标。内外合治,标本同调。

闭经并不寐

案 贾某,女,25 岁。2009 年 7 月 9 日首诊。病史:患者停经 2 年;不寐,纳呆 1 年。症见:寐差,纳不香,恶油腻,脱发,消瘦,心烦,下肢无力,口干不欲饮,舌淡,苔黄腻,脉细涩且沉。辨证:肝郁脾虚,心肾不交。治则:疏肝健脾,交通心肾,养血活血通经。

处方:生晒参 10g,生北黄芪 12g,紫丹参 10g,川郁金 10g,云茯神 15g,炒酸枣仁 15g,制何首乌 15g,明天麻 10g,益母草 10g,法半夏 7g,广陈皮 7g,佩兰叶 6g,阿胶珠 12g,北枸杞子 15g,生龙齿 15g(先煎),乌贼骨 10g,生甘草 5g,怀山药 12g。

7 剂,每日 1 剂,水煎服。

二诊:服上方后,自感稍好转,但月经仍未至,怕冷,消瘦,无力,仍寐差,纳差,舌淡,苔黄润,脉细涩。上方改生晒参为西洋参;去法半夏、广陈皮、佩兰叶、北枸杞子、怀山药、生甘草,加谷芽 15g、麦芽 15g、西砂仁 4g、薏苡仁 20g、芡实 20g。7 剂。因患者此时脾失健运之证明显,故加上此 5 味药以助健脾之功,益后天之本,服上方后诸证好转,病情稳定。

三诊:月经未至,仍难寐,多梦,纳差,多汗消瘦,腹胀,脚肿,舌绛,苔少,脉细涩。因患者脉有涩象,并出现水肿之象,随证调方,治宜理气利水,活血调经。

处方:生晒参 15g,生北黄芪 15g,益母草 15g,紫丹参 10g,浮小麦 15g,当归片 10g,阿胶珠 10g,川红花 10g,乌贼骨 10g,生龙齿 15g(先煎),大腹皮 12g,炒枳壳 6g,制厚朴 12g,云茯苓皮 12g,合欢皮 10g,川杜仲 12g,冬瓜皮 10g,车前子 10g(包煎),谷芽 15g,麦芽 15g,鸡内金 6g,生甘草 5g。

7 剂,每日 1 剂,水煎服。

四诊:服上方后寐可,纳可,脚稍肿,腹仍胀,月经未至,舌绛,苔少,脉细涩。因寐纳已可,仅有肿胀,随证调方。

处方:生晒参 15g,生北黄芪 12g,益母草 15g,紫丹参 10g,鸡骨草 12g,地耳草 15g,薏苡仁 15g,川红花 6g,云茯苓皮 10g,赤小豆 10g,车前子 10g(包煎),麻黄根 10g,制何首乌 15g,阿胶珠 10g,浮小麦 15g,当归片 15g,金樱子 10g。

7 剂,每日 1 剂,水煎服。

服上方后,诸证好转,病情平稳。

按:不寐之因颇多,但缘于阳不入阴,心肾不交而致不寐者较为常见。诚如清代名医林珮琴《类证治裁·不寐论治》中所说:"阳气自动而之静,则寐,阴气自静而之动,则寤,不寐者,病在阳不交阴也。"产后耗血伤阴,阴虚内热,以致产后经闭。肝肾阴亏,心肾不交,血虚受风而脱发。肝郁脾虚,则纳差,恶油,消瘦,下肢无力。孙光荣教授采用水火两济、疏肝健脾法治疗是证,颇多效验。心火下交于肾水,肾水上济于心火,心肾阴阳交通,水火既济,则昼兴夜寐。《傅青主女科》云:"肾气本虚,又何能盈满而化经水外泄耶。"此方心、肝、脾、肾四经同治药也。妙在"补以通之,散以开之"而经水自调,正乃不治之治意也。

继发性闭经

案 文某,女,35 岁。2011 年 6 月 10 日首诊。病史:继发性闭经。自 2010 年春季以来,月经自行停止。症见:面色晦暗,消瘦,尿黄,寐差,口干,舌淡紫,苔黄,脉细涩。辨证:阴虚血瘀,冲任失调。治则:滋阴养血,通经活血。

处方:西洋参 12g,生北黄芪 15g,紫丹参 10g,熟地黄 12g,阿胶珠 10g,益母草 15g,川郁金 10g,制香附 10g,生地黄 10g,赤芍药 12g,金银花 12g,制何首乌 15g,云茯神 15g,炒酸枣仁 15g,无柄灵芝 3g,川红花 10g,生甘草 5g。

7 剂,每日 1 剂,水煎服。

二诊:服上方后,诸证好转,月经未至,舌淡红,苔白,脉沉细。上方去金银花,加枸杞子 15g,服法同前。

三诊:服前方后精神转佳,少腹痛,下肢痛,月经未至,舌淡,苔白,脉细。

处方:生晒参 15g,生北黄芪 12g,紫丹参 10g,益母草 15g,制香附 10g,川郁金 10g,阿胶珠 10g,延胡索 10g,川牛膝 10g,川红花 10g,吴茱萸 10g,生甘草 5g。

14 剂,每日 1 剂,水煎服。

服上方后月经至,继续调理 2 个周期,月经正常。

按:《景岳全书·妇人规》曰:"凡妇女病损,至旬月半载之后,则未有不闭经者。正因阴竭,所以血枯,枯之为义,无血而然。"闭经的病因主要有饮食不当、情志失调、寒湿内侵、劳伤产后等。而本案患者并无明显的上述发病因素,根据其病史、症状,结合舌脉,当属久病脾虚,气血生化乏源,肾阴不得滋养,冲任无血可下,表现为经闭,消瘦,舌淡,脉细。而正气虚极,必血流艰涩,甚至枯涸,而生瘀证,表现为面色晦暗,舌紫,脉涩。阴虚内热,心肾不交,则表现为口干,尿黄,寐差,苔黄。因此,本案闭经缘于阴血不足,血海无血,有如水库无水,若直接开闸并无经水满溢外泄。故治疗上,孙光荣教授用熟地黄、生地黄、阿胶珠生血补血,制何首乌、无柄灵芝、枸杞子滋肾养阴以储水,并用益母草、川红花、赤芍药等活血通经以开闸,随证加减用药。诚如《景岳全书·妇人规》所言:"欲其不枯,无如养营;欲以通之,无如充之。但使雪消则春水自来,血盈则经脉自至,源泉混混,又孰有能阻之者?"足以预见本病远期疗效。

月 经 后 期

案 童某,女,28 岁。2010 年 1 月 15 日首诊。症见:月经后期 2 周,色深有块,多思,神难守一,尤厌冷食,舌淡红,苔少,脉细稍数。辨证:心脾两虚,痰瘀内阻。治则:益气健脾,养血安神,佐以活血通经。

处方:生晒参 12g,生北黄芪 12g,紫丹参 10g,益母草 10g,法半夏 7g,广陈皮 7g,西砂仁 5g,荜澄茄 4g,佩兰叶 6g,川杜仲 12g,炙远志 6g,石菖蒲 6g,云茯神 15g,炒酸枣仁 15g,灵磁石 10g,生甘草 5g。

7 剂,每日 1 剂,水煎服。

二诊:服上方后已见效,月经正常,但其他症状反复,现不寐,胃不舒,经期提前,舌淡,苔少,脉细稍数。上方去荜澄茄、佩兰叶、川杜仲,加乌贼骨 10g、鸡内金 6g、夜交藤 10g。服法同前。

三诊:服前方病情稳定,现多梦,夜咳,舌淡紫,苔薄白,脉弦细。上方去益母草、乌贼骨、西砂仁、鸡内金、灵磁石,加桑白皮 10g、麦冬 12g、宣百合 10g、炙百部 10g、白豆蔻 6g。服法同上。

按:对于本病,朱丹溪提出"过期而来,乃是血虚,宜补血,用四物加黄芪、陈皮、升麻",此乃常理。孙光荣教授根据患者多思厌食与寐难多梦互见的特点,认为导致月经后期的根本是忧思伤脾,心神失养,虽"病在下",但宜"取之上",治疗重在健脾和胃以增纳化,养心安神以通经脉。正所谓不治而治,使脏腑功能正常,冲任气血调和,血海蓄溢有常,胞宫藏泄有时,月经行止有期。

月经先期伴量少

案 陈某,女,38岁。2013年5月8日首诊。病史:两次流产史。症见:月经提前10天左右,约2年,色黑,质稀,量少,寐差,咽干,纳差,饱胀,呃逆,面色晦暗,双目暗淡无光。对花粉过敏。舌淡暗,苔薄白,脉弦细稍数。中医诊断:月经先期。辨证:气血不足,心脾两虚。治则:调气补血,健脾养心。

处方:西洋参10g,生北黄芪10g,紫丹参10g,益母草10g,川郁金10g,制香附10g,乌贼骨10g,西砂仁4g,大枣10g,云茯神12g,炒酸枣仁12g,龙眼肉10g,阿胶珠10g,全当归10g,生甘草5g。

30剂,每日1剂,水煎服。

服上方后,月经经量较前改善,颜色转红,寐安,饱胀、呃逆减轻,唯剩月经提前5天。嘱患者继续服用上方,3个月后,电话随访,月经正常。

按:患者双目暗淡无光,属于焦虑眼神,推其病为因思虑而得,所愿不遂,损伤脾胃,病位在中焦。是月经不调在前,纳差、腹胀、寐差、呃逆在后,故不能单纯调经。全方以西洋参、生北黄芪、紫丹参益气活血,益母草、川郁金、制香附疏肝解郁,乌贼骨、西砂仁、大枣调理中焦,云茯神、炒酸枣仁、龙眼肉养心安神,如此经血畅通,肝气条达,中焦运化,心神安宁。

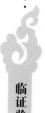

崩 漏

案 辛某,女,36 岁。2009 年 4 月 10 日首诊。病史:患者 10 年前人工流产后至今未孕。3 月 4 日经来后至今未净,白带多。症见:经期紊乱,经血色黑,有块,淋漓不断,舌淡红,苔少,脉弦数。专科检查:前位子宫,宫体大小为 6.2cm×5.3cm×5.4cm,形态稍饱满,肌层回声稍欠均匀,后壁探及一不均质回声区,范围 3.2cm×2.5cm,边界欠清晰,内膜线略向前偏移,厚 0.9cm。辨证:肝肾阴虚,热扰冲任。治则:滋肾敛肝,益气止血。

处方:白人参 15g,生北黄芪 15g,紫丹参 15g,云茯神 15g,炒白术 10g,当归片 12g,炙远志 10g,炒酸枣仁 15g,龙眼肉 10g,蒲黄炭 15g,地榆炭 15g,阿胶珠 15g,山慈菇 10g,蒲公英 15g,生甘草 5g,大枣 5 枚,生姜 3 片。

7 剂,每日 1 剂,分 2 次服。

二诊:血压高(低压高),头胀,晨起脐周疼痛,腰酸,舌红,苔少。

处方:石决明 20g,川牛膝 15g,法半夏 10g,广陈皮 10g,生北黄芪 10g,益母草 10g,当归片 10g,炒白术 10g,云茯神 15g,炙远志 6g,炒酸枣仁 12g,龙眼肉 10g,地榆炭 15g,茜草炭 15g,延胡索 10g,田三七 6g,生甘草 5g。

7 剂,每日 1 剂,分 2 次服。紫河车粉 9g,每次 3g,每日 2 次,冲服。

三诊:服上方后漏止已 5 天,晨起头胀,脐周不适,血压偶有升高,舌红,苔少,脉稍数。

处方:石决明 20g,川牛膝 15g,川杜仲 15g,藁本 10g,川芎 6g,益母草 10g,当归片 10g,炒白术 10g,云茯神 15g,炙远志 6g,炒酸枣仁 12g,地榆炭 15g,茜草炭 15g,田三七 6g,龙眼肉 10g,广木香 6g(后下),大枣 7 枚,生鲜姜 3 片,生甘草 5g。

7 剂,每日 1 剂,水煎服。

按:《素问·阴阳别论》"阴虚阳搏谓之崩",是言造成崩漏病机,责之于阴虚。本案崩漏患者的病机根本亦是肾阴虚,阴不敛阳,导致肝阳妄动,虚火干扰冲任二脉,使冲任失其开阖之常,致经血非时而下。肝肾不足则腰酸。阴不敛阳,肝阳妄动则头胀。另外,本案患者还有痰瘀之现,如白带多,经血色黑,有块。因此,在滋肾敛肝、益气止血的基础上外加活血祛痰之品而收效。

案 吕某,女,24岁。2011年5月13日首诊。病史:漏证。自2011年2月以来,月经淋漓不断,色红有块,白带量多,少腹坠胀,经补气、止血治疗,疗效不显。症见:舌淡,苔少,脉弦且涩。辨证:气滞血瘀,热扰冲任。治则:理气活血,凉血止血。

处方:西洋参12g,生北黄芪15g,紫丹参7g,益母草10g,制香附10g,吴茱萸10g,茜草炭10g,蒲黄炭12g,生地黄炭12g,阿胶珠12g,蒲公英12g,延胡索10g,黄芩炭10g,川郁金10g,生甘草5g。

7剂,每日1剂,水煎服。

二诊:服上方后,月经淋漓不断明显好转,现有少量咖啡色分泌物,少腹已不坠胀,舌红,苔少,脉细濡。上方去生地黄炭、延胡索、川郁金,加川萆薢12g、薏苡仁12g、玉米须6g、杭白芍15g、制厚朴5g。服法同前。

三诊:上方加减服用1月余,月经淋漓已止,现感心悸,腹胀,舌红,苔少,脉弦小。

处方:生晒参12g,生北黄芪10g,紫丹参7g,益母草10g,阿胶珠10g,蒲公英15g,蒲黄炭15g,生地黄炭12g,地榆炭12g,杭白芍12g,云茯神15g,炒酸枣仁15g,龙眼肉10g,炙远志6g,大枣10g,灵磁石10g,大腹皮10g,生甘草5g。

7剂,每日1剂,水煎服。

四诊:服上方后,症状缓解,腹胀不显,月经至5日,色质正常,舌红,苔少,脉细缓。上方去杭白芍、大腹皮,加金银花15g,服法同前。

五诊:服前方后,月经淋漓反复,减少但未尽,舌红,苔少,脉细。

处方:生晒参10g,生北黄芪10g,紫丹参5g,当归身10g,云茯神15g,炒酸枣仁15g,炙远志6g,龙眼肉10g,大枣10g,牡丹皮10g,川郁金10g,生地黄炭10g,地榆炭10g,蒲黄炭15g,生甘草5g,鲜生姜3片。

7剂,每日1剂,水煎服。

服上方后月经淋漓已止,病情稳定。

按:本案患者经血非时而下,量少势缓,当属中医"崩漏"之"漏证"。其经血淋漓不断,色红有块,少腹坠胀,脉弦且涩,乃因瘀滞冲任,血不循经,运行不畅,治宜理气活血,凉血止血,此为"通因通用""反治"之法。而《丹溪心法》指出:"夫妇人崩中者,由脏腑伤损,冲任二脉,血气俱虚故也。"故孙光荣教授方以生晒参、生北黄芪、紫丹参为君,益气理血,提气摄血,其中紫丹参一味抵四物,乃活补同用之妙品;再选用阿胶珠补血止血,益母草活血调经,炭类药凉血止血;配合制香附、川郁金、延胡索等理气解郁,调经止痛,蒲公英、金银花、牡丹皮等清热凉血;并根据脾虚湿停而白带量多之标证,加用川萆薢、薏苡仁、玉米须等分清泌浊,效著。后患者月经淋漓反复,时感心悸,腹胀,舌红,苔少,心脾两虚证候明显。又据《丹溪心法》:"治宜当大补气血之药,举养脾胃,微加镇坠心火之药,治其心,补阴泻阳,经自止矣。"于是孙光荣教授把握病证关键,改用归脾汤加减,调理月余,终使崩漏顽疾得以平复。

带　下

案 李某,女,32 岁。2015 年 7 月 15 日首诊。症见:白带,心烦,易怒,月经提前,色黑有块,腰痛,眼花,多梦,便黏,多发口腔溃疡,舌红,苔少,脉弦小。辨证:阴虚阳亢,湿热瘀结。治则:滋阴潜阳,清热利湿,活血解毒。

处方:西洋参 12g,生北黄芪 12g,紫丹参 10g,云茯神 15g,炒酸枣仁 15g,合欢皮 10g,制何首乌 15g,明天麻 10g,蒲公英 12g,川杜仲 15g,川草薢 10g,山慈菇 10g,焦神曲 15g,焦山楂 15g,焦麦芽 15g,大枣 10g,生甘草 3g。

7 剂,每日 1 剂,水煎服。

二诊:服上方后腰痛、多梦、月经提前等症状好转,但盆腔炎症状存在,白带中偶有赤带,舌淡,苔少,脉细。上方紫丹参减量为 7g,蒲公英增量为 15g,加狗脊 10g,地榆炭 10g。7 剂,服法同前。

三诊:服上方后精神明显好转,诸证减轻,但仍有白带夹赤带,舌淡,边尖有齿痕,苔少,脉弦缓。

处方1:西洋参 12g,生黄芪 12g,紫丹参 5g,云茯神 15g,炒酸枣仁 15g,合欢皮 10g,山慈菇 10g,桑螵蛸 10g,川草薢 10g,地榆炭 10g,生地黄炭 10g,阿胶珠 10g,大枣 10g,车前子 10g,生甘草 5g。

7 剂,每日 1 剂,水煎服。

处方2:蒲公英 12g,蛇床子 10g,白鲜皮 10g,白花蛇舌草 15g,半枝莲 15g,鱼腥草 15g,紫苏叶 15g,煅龙骨 15g,煅牡蛎 15g,蒲黄炭 15g,白茅根 15g,生甘草 5g。

7 剂,每日 1 剂,水煎外洗阴部,每日 2 次。

内服外治,双管齐下,调理月余,诸证好转,病情稳定。

按:《傅青主女科》载"夫带下俱是湿症"。正常带下的产生与肾气盛衰、天癸至竭、冲任督带功能正常与否有重要而直接的关系。若肾气旺盛,所藏五脏六腑之精在天癸作用下,通过任脉到达胞中,在督脉的温化和带脉的约束下生成生理性带下。若内外湿邪为患,侵袭胞宫,以致任脉损伤,带脉失约,则发为带下病。临证应根据带下的量、色、质、气味,结合伴随症状及舌脉、病史综合分析,辨清寒热虚实。孙光荣教授认为,白带味腥臭、质黏稠是湿热下注的表现,白带清亮、稀薄则提示肾元亏损,赤白夹杂则癌变可能性大。本案患者出现白带夹赤带,从其全身症状、舌脉来看,当为阴虚夹湿,阴不敛阳,湿浊从阳化热,湿热蕴毒,下注任带所致。而水湿内停,气机阻滞,瘀久化热,血不循经,月事提前,白带夹赤带。孙光荣教授遂以益气养阴之法扶正,清热利湿,活血解毒,凉血止血之法祛邪,标本兼顾,内服外治,双管齐下,奇效可待!孙光荣教授还强调带下病缠绵难愈,善后调补脾肾以固本,方可巩固疗效,减少复发。

案 孙某,女,23 岁。2011 年 8 月 5 日首诊。病史:带下病,宫颈炎及盆腔积液。近半年来,胃脘不适,食欲减退,腰酸,白带增多、黄稠,阴痒,舌淡,苔少,脉细涩。辨证:脾肾亏虚,湿热下注。治则:健脾固肾,清热祛湿。

处方 1:西洋参 10g、生北黄芪 10g、紫丹参 10g、乌贼骨 10g、西砂仁 4g、荜澄茄 4g、制厚朴 6g、川杜仲 10g、阿胶珠 10g、川草薢 10g、生薏苡仁 15g、芡实 15g、蒲公英 15g、白鲜皮 10g、生甘草 5g。

7 剂,每日 1 剂,水煎服。

处方 2:蛇床子 15g、百部根 15g、白鲜皮 15g、蝉蜕 6g、皂角刺 10g、地肤子15g、鱼腥草 12g、蒲公英 15g、金银花 15g、煅龙骨 10g、煅牡蛎 10g、生薏苡仁 15g、生甘草 5g。

7 剂,每日 1 剂,水煎外洗阴部,每日 2 次。

二诊:内服上方后白带减少,但腹泻;外用上方后,阴痒减轻,舌红,苔少,脉细涩。

处方:生晒参 10g、生北黄芪 10g、紫丹参 10g、乌贼骨 10g、西砂仁 4g、川草薢10g、焦麦芽 15g、焦山楂 15g、焦神曲 15g、藿香叶 6g、延胡索 10g、大腹皮 10g、蒲公英 12g、车前子 10g、生甘草 5g。

7 剂,服法同前,腹泻止后,服用首诊方药。外洗方同上,续用。

内服外治,双管齐下,调理月余,白带减少,阴痒消失,病情稳定。

按:本病属中医"带下病""阴痒"范畴,"治外必本诸内",应采用内服与外治、整体与局部相结合辨证施治。白带增多,黄稠,阴痒,多为肝经湿热下注,白带浸渍阴部,或湿热生虫,虫蚀阴中以致阴痒。而湿邪为患,带下为病,脾肾功能失常又是发病的内在条件。因此,本病为本虚标实之证,治疗上应着重调理肝、脾、肾三脏,扶正祛邪,标本兼治。本案孙光荣教授即在益气升阳、温中健脾、补益肝肾的基础上配用西砂仁、生薏苡仁、芡实之类健脾固肾、理气祛湿、涩精止带,川草薢、车前子之属利尿,使邪有出路;同时外用方用蛇床子、百部根燥湿、杀虫,白鲜皮、蝉蜕、皂角刺、地肤子止痒,鱼腥草、蒲公英、金银花清热解毒,煅龙骨、煅牡蛎收敛固涩以止带,生薏苡仁健脾利湿,水煎外洗。诸药合用,内外同治,使脾气健、清阳升、湿邪除,任带二脉得固而收全功。

论中医药发展战略

关于21世纪发展中医药若干问题的思考

摘要:21世纪发展中医药事业,必须坚持"解放思想,实事求是"的原则,其关键在于创新。创新应是多方面、多层次的,应是其固有特色和优势的发扬光大,不是简单地把西医的理论和方法移植到中医药学中,而是必须掌握科学的指导思想和方法,在继承的基础上与现代科技相结合。创新发展中医药学的重点在教育、科研与临床。

关键词:中医药事业;发展战略;思路与方法

21世纪,中医药面对着全球由"工业经济时代"走向"知识经济""信息科技"的新时代;面对着我国经济由"计划"走向"市场",并将加入世界贸易组织的大气候;面对着日益增长的医疗保健需求的大市场。因之,中医药将在国际上既备受关注,又面临着医药市场的激烈竞争。如何发展中医药,使其焕发出更强大的生命力,就成为当今中医药界最重要的使命。基于"解放思想,实事求是"的原则,对21世纪发展中医药的若干问题,笔者根据多年的观察、体验与思考,提出以下初步建议。

发展中医药的关键在于创新

发展中医药学的首要问题就是要坚持"解放思想,实事求是"的原则,把这一原则作为中医药研究与实践的基本原则。只有这样,才能正确认识、对待、把握、应用、发展中医药学,才能使历史悠久的中医药学生机勃勃,既能不断发扬自我、完善自我,又能在我国现代化建设中做出更大的贡献。

纵观中医药学史,就是中医药学与同时代先进科学技术相结合的发展史。这一伟大的、古老的传统医药学之所以历数千年而不衰,就是因为肇自"神农尝百草"直至编撰《中华本草》，一代又一代中医药工作者通过数以万计的以人体为直接受体的临床观察，总结出丰富的治疗经验，吸收各时代同步发展的天文、数学、历律、物理和化学等方面的科技成就，进而上升为中医药基本理论。其包含的科学价值是无可置疑的，它对我国乃至全世界人民健康、社会发展所做的贡献是巨大的。但毋庸讳言，中医药学的理论体系毕竟形成于科技相对落后的古代，其基础是以古代哲学思想为指导，通过临证观察积累诊疗经验，联系自然现象进行哲学思辨而形成的构架，多取类比象、司外揣内，而对人体结构和生理病理缺乏细致入微的考察。因此，中医药理论在渗入治疗经验过程中具有普适性、实用性和有效性，但缺乏特异性和可重复性，甚至不可避免地含有机械唯物主义、经验主义等非科学成分，比如将五脏六腑、十二经络、五体、五窍、五志等一一归类于阴阳五行之中，并分别与自然界中的五季、五色、365 天等相对应，夸大了自然界的同一性。其次，从诊断治疗来看，辨证施治固然是其一大特色，但由于只重视以望、闻、问、切所得的客观症状或体征作为依据，由于个体认识水平和经验存在着差异，致使"四诊"资料的客观性、准确性难以充分保障，常出现同一病证的诊断差异性较大，虽可用同病异治、异病同治予以阐释，但最终影响了诊断治疗的准确性和临床可重复性。就治疗手段而言，中药治疗疾病常以多种药物组方，并能用君、臣、佐、使来宏观地解释药物配伍，但毕竟不能客观地、具体地明晰药效机制。在科学技术高度发达、医学知识深入普及、人们对卫生保健要求标准普遍提高的今天，所有这些都严重影响并制约了中医药学的发展。

21 世纪的中医药学必须建立起与现代科技进步、社会进步相适应的体系，其基本特征是传统的中医药学与现代科技相结合所孵化出的系列"创新"，具有现代科技特征。主要表现在以下几个方面：

●它必须具有中医药特色。所谓特色是与相关学科横向比较而言的自身特点与优势，中医药的特色是整体观念，神形并重，辨证施治，药取天然，治疗手段丰富。中医药的优势表现在对多因素综合作用所致的各种慢性疾病和某些急症的确切疗效，特别是在功能障碍性疾病、内分泌代谢疾病的治疗上以及养生保健、祛病延年、改善生活质量、提高生活质量等方面，这是其他任何传统医学乃至现代医学所不能取代的，也是国际上越来越关注中医药的主要原因。有特色才能生存，"创新"决不能破坏自身发展的根基；有优势才能发展，"创新"应是其固有特色和优势的发扬光大。

●它必须是开放的具有现代科技特征的系统。21 世纪的中医药学体系应有相当的自我批评扬弃性，容许开放和成长，能充分吸取现代科技成就，不断深化和拓展医学的内涵，充实、提高和发展自己。首先要在理论上创新，至少在阐释病因病机、辨证施治、组方配伍、药理药效诸方面的理论，要摒弃那些为解释与联系经验而削足适履的实用主义色彩,在此基础上进一步提出科学假说,创新中医药理论,使其既具有鲜明的中医特色又具有明显的特异性、准确性,能接受实践的检验,经得起重复。其次,应创新中医药诊断治疗模式、方式和方法。

●它必须普遍简单而有效,能适应医疗实践的需要。医学是一门实践性很强的自然科学,其检验的最终标准是能否满足临床实践需要,即防病治病的效果。因此,中医药创新终极目标就是要提高临床疗效。

●创新不等于中西医结合。中西医是两个不同的医学体系,中医药创新可以借鉴西医学的东西,但创新不是简单地把西医的理论和方法移植到中医药学中,也不是用西医学理论方法来证实中医药学、解释中医药学、同化中医药学,而是应用现代科技手段来扩充、完善中医药学,进一步创新中医药学,使之从传统的哲学思辨和印证研究模式中解放出来。

●创新应是多方面、多层次的。中医学作为医学体系,包括多个分支学科,不同分支学科各具特点,因而其具体研究又有所区别,表现为多种形式,切入点是多靶位的,中医药学的创新发展也应是全方位的,既有中医药理论上的创新,又有诊断疗效标准的创新和诊断技术、治疗方法、制剂工艺、配方规律、治疗手段的创新,以及研究方法的创新。

创新中医药学的关键是在继承的基础上结合现代科技

科学技术发展的内在规律表明,学科发展是继承与创新的辩证统一过程,没有继承,发展就成了无源之水、无本之木;没有创新,"继承"就会故步自封,就不能进入一个新的阶段和层次。继承是发展的基础,创新是继承的目的。

●首先要重视文献工作和经验总结。人类的知识是无数经验的总结,是在继承中发展起来的。如果没有秦汉人对前期医学经验的发掘、整理、继承,就不会有《黄帝内经》《神农本草经》《难经》的问世;没有张仲景"勤求古训,博采众方",就很难有《伤寒杂病论》;没有秦汉唐宋医家对温热病的认识,温病学派亦难凭空产生。发掘、整理、继承的宗旨是"古为今用",通过对前人经验、知识成就的研究,可以为创新打下基础,提供研究思路与方法。21世纪中医药学必须保持其固有的特色与优势,因此,首先必须全面发掘、整理、继承传统的中医药学文化遗产。中医药学博大精深,是融人文科学和自然科学为一体的伟大医学宝库,其理论体系除生命科学外,还涵盖了古代哲学、地理学、术数学、气象学、物候学、音律学。因此,发掘、整理、继承中医药学,是一项浩繁的医学系统工程,必须从如下几个方面入手:一是系统发掘、整理中医药古今文献,重点放在中医学术思想、中医病证治疗经验、历代名医名著名术三个方面,才有利于全面把握中医药研究思路与方法、中医临床诊治规律及学术发展脉络,进而开拓研究思路,促进中医药理论的创新与现代中医药诊断治疗的规范化。二是重点发掘、整理疗效确切、特色鲜明的民间经验以及当代中医临床经验,以扩大中医药诊疗优势病种的范围,形成较为系统、切实可行的现代中医诊疗体系,在较短时间内提高中医药临床的整体水平。三是在必要和可能的范围内,积极逐步地推进规范化、标准化工作。使中医药实践有序、有律,经得起重复,以期在较短时期内在学术上、临床实践中取得突破性进展。

●创新中医药学必须掌握科学的指导思想和方法。中医学在研究人体生理病理现象时是把人与自然看作一个有机的整体进行研究的,认为疾病是系统平衡的破坏(阴阳失调),治疗疾病就是恢复其平衡状态(调其阴阳,阴阳匀平)。当今许多研究也证明了中医的证型不单是某一器官发生病理改变,而是整个机体平衡失调的概念性表达,中药复方甚至单味药物及针灸、按摩的作用也不像西药那样表现出单一效应,而是多层次、多途径的作用。因此,只有进行系统的、立体的、多层次、多方位的研究,才有可能真正揭开中医药学的本质。

●必须与现代科技相结合。现代科技对西医的发展起着重大推动作用,创新中医学必须结合现代科技。要吸收运用现代科技包括现代科学思路方法和科技成就,就有必要纠正两种错误认识:其一,凡是应用现代科学包括现代医学的知识原理、技术手段进行研究的,就是背离中医传统、离经叛道。其二,凡是运用现代医学知识原理、方法、成就来研究中医药,就是中医学创新,凡是能够运用现代医学研究所证实的才有保留、发展的价值。这两种认识,前者是自我封闭;后者是自我戕害,是把中医作为西医的附庸,是用西医改造、同化中医,这只能导致中医特色丢失。实际上,对于学科的评价,不是以某一学科为标准的,而是以研究思路、方法、研究对象以及由此建立起来的技术方法、科学结论等是否合理、是否接近事物本质为标准的。西医侧重于研究人体生理病理现象的物质结构、致病因素,中医学侧重于研究人体整体功能。建立在结构物质层面和整体功能层面以及这两个层面相结合的基础上的医学理论体系与知识都是反映人体生命的本质与现象,从这个角度来看,中西两个医学体系是相互联系、相互补充的,它们之间没有先进与落后之分,一方不能作为鉴定另一方真伪的标准。近几十年来,由于确实存在少部分不切实际的照搬西医学的研究方法来研究中医药学的情况,使有些中医药学的研究成了“证实”中医药学的手段,这就是用西医学的标准来衡量中医药学的“科学”性,虽然也取得了“研究结果”,但对中医药学术的发展没有真正起到促进作用,反而还带来了许多弊端,使中医学的研究变得混乱起来。如清热解毒药,经过西医证实具有抗菌、消炎、抗病毒作用,在这一结论的“启示”下,许多临床医生一见炎症就不顾患者的整体状态而一味清热解毒,疗效并没有提高,相反相当一部分人的体质被破坏。又如附子的应用,按动物实验推测,60kg 体重的人对其耐受量为 20g,如果一个临床医生被这个结果所左右,势必影响疗效。因为机体的耐受量取决于机体的状态,动物不等于人,如对虚寒证,用 20g 附子刚好适量,对大寒证则可以超过 20g,而对于热证用 20g 就足以毙命。因此,不能凭"西医学证实"来决定中医药学科学与否,也就是说中医药研究可以结合现代科技包括借鉴西医的方法,但必须超越传统中医和西医,这样才真正具有"创新"的价值。

中医药理论涉及面相当广泛,要想用某一指标、某一方法、某一理论阐述某一概念,显然是行不通的,而是应多方面、多层次、多学科的综合研究,要充分利用其他学科知识,容纳一切能为自己服务的其他科技知识,不强求中西医汇通、中西医结合,而是与现代科技结合,才能使其不断充实,不断提高,不断完善,不断更新,不断前进。

创新发展中医药学的重点在教育、科研与临床

21 世纪的钟声已经敲响,从宏观上看,全球科学技术发展的"中心"由西方逐渐过渡到东方,西方的机械分解观将让位于东方有机统一观,医学的发展更是如此。自 20 世纪中叶以来,随着科技的进步、经济的发展、社会文明程度的提高,疾病谱及医学模式发生了明显改变,原来主要危害人们健康的生物性传染病的发病率越来越低,取而代之的是因生活水平提高、人口老龄化、社会的现代化带来的多因素参与的功能性疾病、免疫性疾病、心脑血管疾病、老年病、肿瘤、内分泌代谢系统疾病等,这些疾病已成为危害人类健康的主要疾病。当前,这类疾病西医尚无满意疗法与药物,而这恰恰是能够发挥中医药的优势的领域。治疗上也从单纯生物学上的康复转变为功能恢复,从单纯治形转变为心身并治,从微观转变为微观和宏观并重。医学模式由生物医学模式转变为自然—社会—心理—生物医学模式。人们对医学的需求从单纯的治病需求转向了预防保健、康复、治病合一的需求,而且对预防保健、康复、改善生命质量的期望值更高,希望从有严重副作用的化学药物治疗和损形的手术治疗转向自然疗法、天然药物治疗、无害化治疗,这为中医药、针灸、推拿等特色疗法开拓了用武之地。中医药将重新发挥有机统一的"天人合一""形神合一"的整体观优势。科技发展进入新的历史时期,许多古老的科学理论和技术操作将让位给比目前更先进的科学理论和科技操作,面对世界科技进步的趋势,传统中医药学如何抓住机遇、迎接挑战? 中医药工作者该怎样为发展中医药学做出贡献呢? 笔者认为应遵循科技发展规律和市场经济规律,加强人才培养、加强科研与临床工作以及资源培植开

发、实行产业化经营。

●加大中医药教育改革力度,大力培养中医药高新人才。人才是事业发展之本,要创新和发展中医药学,首先必须改革中医教育体制,培养一批能承担重任的高新技术人才。"知识经济"时代的到来,对社会各个领域尤其对历史悠久的"工业社会"的教育体制、教育理论、教育规模将产生巨大的影响。就目前的中医药教育来看,仍是以传统的中西医药内容的教学为主,注重的仍只是知识的传播,评价学业好坏的标准仍是书本知识的考试成绩,在一定程度上忽视了实践技能、创新能力的培养。从根本上说,这适应不了科技创新的需求。因此,要创新发展中医药,首先必须对中医药教育进行改革,认真研究"知识经济""市场经济"与中医药教育改革、教育创新、人才素质培养的关系,探索"知识经济""市场经济""学科创新"对高等中医药人员"智能教育""素质教育""创新精神教育"的影响,使中医药教育能适应形势发展的需要。

对于中医药人才的培养必须坚持以"创新能力"为目标,这就要求课程设置必须贯彻理论联系实际的原则,基础与临床学科的教师必须有丰富的临床经验。中医药教育要实行边听理论课边到临床基地训练的教学方式。中医不像西医那样,西医注重于还原分析方法,可以在实验室出论文、成果,临床诊断治疗大多依赖于实验室检查结果;中医注重感性认识、整体功能,望闻问切、辨证施治只有在感性认识的基础上才能有所体验。因此,不会实践操作、没有很好的临床经验的人是难以胜任中医药教育工作的。医学是一门实践性很强的学科,评价教育成败的一个重要标准就是学生能否适应临床需要。临床需要是多方面的,既有传统的中医药理论知识,又有现代科技知识;既有基础理论,又有临床技能,即诊断、治疗技能。中医治病不单纯是中药,而且还有针灸、推拿等,作为一个中医师必须掌握这些基本技能。因此,中医药教育的课程设置既要有全面、广泛的中医药知识、技能内容,又要有现代科技知识内容。只有这样,才能使培养出的学生成为既能继承与发扬传统中医药学精髓,又能适应现代科技发展、创新的需要,承担起发展、创新重任的中医药人才。

另一方面,需要改进传统的教育方式,其基础课、临床课的理论知识传授可以通过建立教学资源库、开展网络教学在大范围内实现。目前已由国家中医药管理局批准由湖南国讯医药网络科技开发有限公司组建的 21 世纪中医药网络教育中心,运用"政府主管、企业主办、单位联办"的模式进行了有效的探索,今后通过大联合可以充分利用这个中心,达到资源共享、补充新知、培养高新人才的目的。

●科研工作应立足于临床,着眼于学术突破、技术创新。科研工作是实现技术创新、学术发展的重要保证。由于医学是应用性学科,因此,科研工作必须以改进诊疗方法和提高临床疗效为核心,以学术突破为目的。自中华人民共和国成立以来,中医药的科研工作得到了长足发展。然而,按照"实践"的标准来检验,确有一部分成果对临床缺乏明显的指导价值,也尚未实现学术上的突破,最常见的问题表现在如下几个方面:一是没有提出科学假说,有些研究局限于用西医知识、理论、方法来证实中医药学、解释中医药学,学术上没有创新。二是基础研究中所取得的数值仍然没有特异性,不能作为中医药学的定性定量指标依据,如对血液循环与中医药的关系研究,把血液高黏状态、微循环障碍作为瘀血证的指标,把改善这些病理变化的作用称为活血化瘀作用,但在气虚、阳虚、阴虚证的研究中却同样发现血液高黏状态、微循环障碍,而本不是活血化瘀药的药物,如补气药、温阳药却同样具有改善血液黏度、血液循环的作用。三是开发出来的相当一部分中成药,临床实践应用效果低于中药汤剂疗效。由于上述问题,不仅使中医药研究处于一种困惑的境地,反而在这些研究结果的诱导之下,还萌发了一些学术思维的混乱。追溯根源,就是因为没有建立正确的科研思路与方法,而是局限于西医知识和方法。要搞好中医药科研工作,毫无疑问,应将工作重点放在临床应用上,着眼于学术突破。科研工作者必须要遵循"临床→实验→理论→临床"的中医科研规律,得出符合临床实际的结论,绝不能局限于理论上的推断和西医证实来开展科研。

●加强中药资源的培植,合理开发利用中药资源。中医治病是以服用天然药物为主要手段的,而天然药物在自然界的储量是有限的,尤其是动植物还具有一定的生长周期,未生长到一定期限则没有明显的药效。因此,天然药物随着使用量的增加以及自然环境的破坏,其资源会逐渐减少。如对资源不加以培植、保护,必然会导致资源枯竭,进而导致中医药事业萎缩,故创新发展中医药学还必须合理开发利用资源。中医自古就有"百草皆药"的认识,现代研究也证实自然界中存在的动植物 90% 以上具有药用价值,而实际被应用的仅近千种。因而,培植现有药用资源,开发目前尚未被应用的自然药物资源是发展中医药的大事。在保护、合理开发利用资源上,还必须重视应用现代科技手段,扩大中草药的人工栽培、人工繁殖、人工合成的品种,这样既能保证临床用药,又能减少资源损耗。

对于中草药的开发利用,不应仅局限于保健药品和慢性疾病的用药,而应以"三高"(发病率高、治疗难度高、死亡率高)疾病的临床用药为主,更需要重视有效成分的提取和高纯度的中成药的研制开发,以期开发出疗效与现代医药相当或超过现代医药疗效的中成药,切实提高临床用药的针对性,做到使用安全、方便、速效、高效、长效。

●加强中医药信息资源开发利用。21 世纪是人类大规模、高速度进入信息时代的世纪,信息将成为社会发展和人类赖以生存的重要资源和基本需求,谁拥有信息,谁就能抢占中医药事业发展的制高点。面对新世纪,面对新形势,要实现中医药教学、科研、临床、生产的大发展,发展和创新中医药学,避免低水平重复,加快成果转化、新技术应用,务必要重视中医药信息资源开发利用,通过对中医药科技信息的利用,探求中医药的发展方向,掌握正确的科研思路与方法,确定最佳的科研方向,运用最新的技术手段研究中医药,以期取得突破性的研究成果,促进中医药学的发展。

●实行产业化经营,加快中医药事业发展的步伐。从消费的角度来看,医药卫生服务是一种特殊的消费服务,随着科技的发展,社会的进步,人们对医药卫生保健服务的需求消费越来越高,人们对医药卫生保健消费的支出也越来越多。按照市场经济观念,医疗卫生行业也是一种特殊的产业,在提供服务的同时,必然会获得经济利益,并以此扩大再生产,以适应社会发展的需要。因此,应当把医药卫生行业作为一个独特的产业,按产业发展规律进行经营。如果中医院进一步在提高综合服务功能、专科建设上下功夫,扩大临床服务范围,并根据医疗市场需求及时、适度地调整科室结构和病床配置,提高服务质量,则完全可以在医疗市场竞争中取得进展。同时,由于中医药具有民族特色和现代医学所没有的优势而愈来愈受到了全人类的重视,中医药在国际市场上具有广阔前景。据有关部门的调查和统计资料显示,我国的药品销售中40%是中药,国际上中药贸易额每年达200亿美元以上,世界范围内每年的医疗卫生投入消费达2万亿美元以上,而且逐年递增。如果我们对中医药行业进行产业化运作,通过医学传播、医疗服务、药品出口等途径,拿回全世界医疗卫生的消费投入的1%,那么中医药的年创汇率即可达200亿美元,就能为国民经济的发展做出新的贡献。

中医药行业实行产业化经营不仅可成为国民经济新的增长点,而且也会迫使行业内部调整结构,不断进行技术创新,提高服务质量,以适应市场竞争,通过竞争求得发展。诚然,对中医药行业实行产业化经营还必须建立和健全一系列政策法规,建立专门的发展基金,加强管理人才的培养,加强监督,在政策与学术发展上予以正确引导。

21世纪,是充满希望的世纪,中医药学的发展将进入一个新的历史时期,面对市场经济的竞争,面对现代科学进步的挑战,我们应当善于继承,敢于创新,勇于进取。(孙光荣发表于《湖南中医药导报》2000年第3期)

中医药文化传承与发展战略的思考

昨天、今天、明天的历史已经或必将证明：中医药是直接关系到最广大人民最根本利益的事业之一，是全国大多数省（市）、自治区正在孵化或已经形成的支柱产业之一，是我国开展国际交流和可占有国际健康产业市场主要份额的重要力量之一。这是因为中医药学是独具特色和优势的、具有强大生命力的自然科学。中医药的特色和优势，是由博大精深的中华民族优秀传统文化孕育而成的。中医药文化是中华民族优秀传统文化中体现中医药本质与特色的精神文明和物质文明的总和。所以传承与发展中医药文化既是继承和创新中医药学的关键课题，又是直接关系到人民大众健康，特别是有助于有效解决"三农"问题的重要课题，更是密切关系到中华民族伟大复兴的重大课题。如何制定先进的、科学的、可操作的、有实效的和可持续运行的中医药文化传承与发展的战略是当前摆在我们大家面前的共同的重要任务。

中医药文化传承与发展的战略定位

中医药文化传承与发展是一个内涵深厚和外延广阔的命题，开展中医药文化传承与发展工作涉及中医药教育（含学历教育、继续教育及其师承教育、终身教育和大众教育）的各个层次；涉及中医药文献（含校勘、训诂、注释、语译、文物考证）、理论（含认识论、方法学）、临床（含治法、治则、医案、医话）、中药（含剂型、说明书）和中药的生产与营销（含包装、广告）研究的各个领域；涉及政府、国内外学术团体、院校、企业和社会的各个层面。因此，中医药文化传承与发展的战略定位应作总体与部分的区分。

1. 总体战略定位

中医药文化传承与发展是推动中医药事业发展的前锋，是推动中华民族伟大复兴的重要力量。

2. 部分战略定位

中医药文化传承与发展是政府整合、开发、利用中华民族优秀传统文化资源，构建社会主义和谐社会与推动经济社会科学、全面、协调、可持续发展的重要的导向性的综合工程;是中医药学术团体的主要的导向性的综合工程;是中华中医药文化研究会的主体工程;是中医药教育、科研、临床机构的学术建设的首选工程;是中医药企业的建设企业文化、拓展营销市场的羽翼工程。

中医药文化传承与发展的战略目标

中医药文化传承与发展关系着中医药队伍素质的提高,关系着人民大众的健康,关系着国民经济的发展,关系着中华民族优秀传统文化的传播与交流。因此,中医药文化传承与发展是一个巨大的、复杂的综合工程,必须明确总体战略目标和分领域战略目标。

1.总体战略目标

以邓小平理论和"三个代表"重要思想为指导,通过研究与发展中医药文化,厘清中医药文化的本源,丰富中医药文化的内涵,开辟传播中医药文化的途径,开展中医药文化的交流,形成中医药文化的产业,推动中医药事业和国民经济社会健康、全面、协调、持续发展。

2.分领域战略目标

(1)科研领域的战略目标

中医药文化传承与发展的战略目标是追本溯源。任何自然科学和社会科学在产生和发展的各个阶段都受当时对客观世界认知的局限,因而任何自然科学和社会科学若要持续发展就必须"与时俱进"。纵观2 000余年来的中医药学发展史就可以客观、公正地判断:中医药学就是吸取、融合当时的自然科学和社会科学的成果而逐渐形成、发展和壮大起来的,中医药学在历朝历代中都在进行当时的"现代化"。因此,中医药学本身就是"与时俱进"的科学,而不是抱残守缺、故步自封、裹足不前的"老古董"。中医药学在吸取、融合5 000年来中华哲学、文学、数学、历史、地理、天文、军事学等多种学科知识的滋养之后,又融进了中华民族优秀传统文化的血脉之中。所以中医药文化研究的关键是要通过对《周易》和儒、释、道及诸子百家学说以及相关文物、神话、传说的研究,厘清中华民族优秀传统文化对中医药理论体系形成的各个阶段的影响,进而追溯中医药经络文化、诊疗文化、本草文化、养生文化、气功文化以及房室文化等形成的本源,对中医药典籍、出土医书、民间传承的医术医方进行系统的整理研究,恢复中医药典籍、出土医书的原貌原旨,发掘中医药典籍、出土医书的理法方药和民间传承的秘方绝招,逐步实现中医药文化研究的系列化。

(2)教育和传播领域的战略目标

中医药文化传承与发展的战略目标是开源畅流。中医药学是从中华民族优秀传统文化的土壤中萌生和成长的。中医药学在这种文化氛围中能够自然地得以普及，古代上自帝王、下至农妇，炎黄子孙或多或少都能知医识药，由儒从医者、由官业医者更是不胜枚举。但若离开了文、史、哲的传统文化教育和传播，中医药执业人员单纯学习中医诊断、方剂、药性，终究难成中医名家，中药也难以保持和发展道地药材与传统炮制方法，与中医药相关的产品、包括中医药文化产品也难以形成市场氛围。从20世纪70年代起，中医药高等院校不得不开设医古文课程来弥补学生古代文化知识的不足。现在不仅仅中医药教育如此，从小学到大学的教材中，中华民族优秀传统文化的内容都有待加强。只有不失中华民族优秀传统文化的传承，才有活水源头。因此，需要编撰中医药文化教育的系列教材和中医药文化普及读本，开发中医药文化教育与传播的资源，拓宽中医药教育与传播的渠道，逐步实现中医药文化传播的大众化。

（3）学术交流领域的战略目标

中医药文化传承与发展的战略目标是搭建稳定的学术交流平台，先内后外地开展中医药文化传承与发展的学术交流。在世界四大传统医药学中，中医药学唯一得以传承于当代，完好保存至今天，可谓世界自然科学发展史上的一大奇迹！这既是由于中医药学能以自身的特色和优势深深植根于人民大众之中，更是由于中国共产党和人民政府的关怀、保护和扶持。但是由于历史的原因，以及东西方文化和中西医学术体系的差异，目前国内外在一定程度上存在着对中医药学质疑的现象，甚至有的人还蓄意"唱衰"中医药。因而需要在党和政府的支持下，在国内外、行业内外开展中医药学术交流，首先是需要开展中医药文化传承与发展的学术交流。为此，必须选择主题、途径、地点和方式，搭建稳定的学术交流平台，有计划地开展中医药文化传承与发展的学术交流，逐步实现中医药文化传承与发展学术交流的国际化。

（4）研发领域的战略目标

中医药文化传承与发展的战略目标是形成中医药文化系列产品和培育与拓展国内外中医药文化产品的市场，产生巨大的、持续的经济效益和社会效益。在科研方面，可以形成图书、专题报告、新药配方等系列产品；在教育与传播方面，可以形成教材、普及读本、音像制品、培训班、博物馆、电视专题节目、咨询服务热线、中医药文化之旅、健康之旅等系列产品；在学术交流方面，可以形成专题会议、大型专题赛事、网站、期刊专栏等系列产品，逐步实现中医药文化研发的产业化。

中医药文化传承与发展的战略重点

有特色才能生存,有优势才能发展。中医药文化传承与发展的战略重点,就是突出中医药的特色与优势。

1.突出中医药的特色

中医药究竟有何特色? 笔者认为中医药的特色主要有五点:

(1)个性化的辨证论治

中医在"天人合一"思想影响下形成了基于整体观的辨证论治,通过望、闻、问、切"四诊合参"获取患者"证候"的"天人"信息,以辨认"证候"个性化特征为主进行论治,所以可以"异病同治",也可以"同病异治"[这也就是在来不及掌握致病因素之前,中医能够根据不同患者的"证候"个性化特征有效治疗严重急性呼吸综合征(SARS)、艾滋病等重大疑难疾病的原因所在]。

(2)求衡性的防治原则

中医在"治未病"的思想指导下,首先重视人体阴阳的动态平衡和生理机制的稳定,以"调之(阴阳)使平"为防治总则,以防为主、防治结合、养治结合,扶正祛邪。这对于防治传染病和疑难病、对于提高健康素质和生活质量极具现实意义。

(3)人性化的治疗方法

中医在"生命至贵"的人性理论认识下,主要研究和应用了丰富的、以无创伤为主的治疗方法,包括药物疗法、非药物疗法(针灸、推拿、按摩、食疗、水疗、泥疗、医学气功疗法等)。

(4)多样化的给药途径

中医根据"药食同源"和"合则安"的理论原则,主要研究和应用了多样化的给药途径,包括口服(煎剂、片剂、丸剂、散剂、丹剂、酒剂、滴剂、喷雾剂等)、穴位熨贴(膏剂、饼剂等)、孔窍给药(洗剂、冲剂、栓剂等)。

(5)天然化的用药取向

中医根据"人法于天地"的基本原理,按照不同的季节(天)和产地(地)精选、精制各种动物、植物、矿物等作为药物,这就是"药取天然"。

2.弘扬中医药的优势

中医药究竟有何优势? 笔者认为,中医药的优势主要有六点:

(1)临床疗效确切

由于中医具有"个性化的辨证论治"的特色,所以中医能够针对"三高疾病"(发病率高、治疗难度高、死亡率高的疾病)进行以"证候"个性化特征为主的辨证论治,什么时令、什么人、什么证候、开什么方、用什么药、采用什么给药途径都是"量身定做"的,针对性强,相对具有高效、长效、速效的临床疗效可靠的优势(认为中医是"慢郎中"不能在临床获取速效是偏激的看法)。

(2)用药相对安全

由于中医具有"天然化的用药取向"的特色,既合理利用了自然资源,也相对保障了用药安全;加之中医具有"求衡性的防治原则"的特色,诊疗"以人为本",用药相对平和,而且中医基本方剂是千百年来历代中医从亿万计的患者活体临床实践中筛选、积累起来的,如此"大样本"验证的中医基本方剂不是"以老鼠、兔子点头为主要依据"的药品可以同日而语的,因此,中医用药相对毒副作用较小,具有用药相对安全的优势。

(3)服务方式灵活

由于中医具有"人性化的治疗方法"和"多样化的给药途径"的特色,而且中医诊疗最讲究简约、方便、快捷、灵验,所以中医的服务历来是"上可至庙堂,下可至山乡",尤其深深植根于农村基层的人民大众之中,具有服务方式灵活的优势。

(4)文化底蕴深厚

中医药文化底蕴深厚,而且在长期救死扶伤的实践过程中,历代中医本着济世活人的理念博采众长、精诚专一、淡泊名利,逐渐形成了以"本立道生、德业双修"为特点的中医药诊疗文化。在促进和谐社会的构建和对外学术交流等方面,相对于其他自然科学而言,具有传统文化底蕴深厚的优势。

(5)创新潜力巨大

由于中医药所具有的特色,同时也由于中医药具有悠久的历史,而且受到古代对客观世界认知的局限,留下了有待发掘、提炼的丰富宝藏,因而中医药学在文献、基础、临床、中药等方面的科学研究都具有"中国领先"的创新潜力巨大的优势。

(6)发展空间广阔

随着疾病谱的变化,医学模式的革新和健康观念的提升,人类对"天人合一"思想的逐步认同和医学界对中医药学基本理论与临床疗效的日益认可,国际对中医的教育、临床、科研、中药等提出了越来越多、越来越高的需求;随着疑、难、重、新疾病对经济社会发展的困扰加剧,防病治病成为解决"三农"问题的关键之一,老龄化社会的必然到来等,国内对中医的教育、临床、科研、中药和管理也提出了越来越多、越来越高的需求。所以中医药具有发展空间广阔的优势,完全可以"以我为主"在全世界形成中医药健康产业链。

因之,突出中医药的特色和优势就能够因势利导地促进中医药文化的研究与发展。

中医药文化传承与发展的战略措施

中医药文化传承与发展的意义如此重要和深远,中医药文化传承与发展的工程如此巨大而浩繁,要保证战略目标的实现就需要有可行的战略措施相匹配。制定中医药文化传承与发展战略措施的关键是建立健全运作模式和运行机制。

中医药文化传承与发展不是孤立的学术研究,不是单纯的书斋或实验室工作,而是需要由政、学、研、产、销"五结合"形成合力,才能启动和运行。

1.运作模式

笔者认为,中医药文化传承与发展的运作模式应该是:政府主导,社团引路,校企联办,多方协作。

政府主导:政府及其主管部门负责主导中医药文化传承与发展的方向、政策,负责所辖地区中医药文化传承与发展计划的制定与组织实施,负责监督中医药文化传承与发展项目招、投标和项目考核,负责监督资源利用和合同执行,负责引导资金的投入。

社团引路:学会和研究会负责资源调研、项目策划,负责相关标准或规范的制定与监督执行。

校企联办:中医药高等院校或中医药科研院所与中医药企业强强联合,根据合同分别负责项目设计、项目投入、项目实施、项目考核和市场运营,利益共享,风险共担。

多方协作:基于中医药文化传承与发展计划和项目需要,调动社会各方力量,根据合作协议,承担各自的责任,分享应得的利益。

2.运行机制

"政府主导,社团引路,校企联办,多方协作"的运作模式是鉴于中医药文化传承与发展起步晚、底子薄、目标大、任务重、前景好的五个特点而形成的,既是政府行为,又是市场行为;既是学术建设工程,又是经济建设工程。这一运作模式的建立与健全还需要合理的、长效的运行机制给予支撑。我认为,该机制应当是"项目中心制":即按计划策划项目,按标准确立项目,按指标考核项目,按合同结算项目。

按计划策划项目:由于中医药文化传承与发展计划是政府主导制定的,其间必然全面考虑人文、地理、环保、资源和市场等因素,这样学术团体按计划策划项目,提出《中医药文化传承与发展项目招标指南》就能够最大限度地符合国民经济发展的总需求。

按标准确立项目：由于中医药文化传承与发展项目立项标准是学术团体主持制定的，它必然充分地体现了中医药文化传承与发展的科学性、先进性、实用性和可行性，根据标准进行项目论证和认可就能够最大限度地保障项目的可持续发展。

按指标考核项目：根据标准制定相关的、切实的经济效益和社会效益考核指标，按照指标进行项目实施各阶段和项目终结的考核就能最大限度地保障项目的安全运行，并能及时发现可用的人才、技术和资源。

按合同结算项目：按照合同(含协议)分年度结算项目能最大限度地发现存在的困难和问题，使其及时解决，进而保障参与项目各方的利益。

我坚信：在政通人和的当今，在党和政府的引导和支持下，通过政、学、研、产、销各界的共同努力，中医药文化事业一定会迎来研究与发展的艳阳天！(孙光荣发表于《中国中医药现代远程教育》2005年第10期)

做中医人　立中医心　践中医行

——中医药文化建设的目标、价值与要求

昨天、今天、明天,历史业已证明和必将证明:没有中华民族优秀传统文化的孕育就没有中医药学,没有中医药文化素养就没有真正的中医药队伍,没有中医药文化的科学普及也就没有巩固的中医药服务阵地,没有中医药文化的发展繁荣就没有中华民族文化的伟大复兴。因此,探索与确立中医药文化建设的目标指向、价值追求和总体要求,大力加强中医药文化建设,解决好中医药全行业"做中医人、立中医心、践中医行"的问题,既是中医药行业当前面临的重大课题,更是在复兴中华民族文化的进程中将要长期面对并需求解的根本问题。唯有加强中医药文化建设,才能引领中医药事业发展,提升国家文化软实力,进一步推动中医药走向世界,造福于天下苍生。

做中医人——中医药文化建设的目标指向

《周易》曰:"关乎人文,以化成天下。"文化是人"化"出来的,又是用以"化"人的。中医药在中华民族几千年的繁衍生息过程中由中华民族传统文化孕育而萌芽、生长、成熟,又伴随中华民族生息繁衍而继承、创新、发展,形成了充分保有、真实体现中华民族传统文化精髓的中医药文化,成为中华民族优秀传统文化的重要组成部分,成为独具特色的世界医药文化,成为人类健康事业的宝贵文化遗产。中医药文化是从宏观整体和自然的角度认知、把握、呵护、拯救生命健康的文化,涵盖了中医药机构管理理念、环境形象、器物表征和中医人的核心价值观念、认知思维模式、行为准则与表述方式等多个方面,是中医药学的思想基础和内在精神,是中医药继承创新的灵魂和根本。所以,中医药文化是中华民族文化中本质体现中医药特色优势的精神文明与物质文明的总和。显而易见,中医药文化是中医人的根。在中医药发展的历史长河中,中医药文化在不断培育人、滋养人、改造人。中医药文化建设的目标就是要用中医药文化来"化人"——做中医人,做珍惜和尊重中医药文化的人,做对中医药学理解和热爱的人。

1. 用中医药文化核心理念引导中医药育人兴业,做真懂中医的人

纵观历代中医经典的论述和中医名家的行医实践,我们认为中医药文化的

核心理念是"以人为本、效法自然、和谐平衡、济世活人"。主要由以下六个要素构成：一是天人合一、致中和的"人文观念"。二是治未病、防重于治的"防治思想"。三是整体观、辨证论治的"思辨模式"。四是勤求古训、博采众方的"治学方式"。五是本立道生、德业双修的"医德医风"。六是精诚专一、淡泊名利、大医精诚的"行为准则"。加强中医药文化建设就是要用这一核心理念贯穿始终，武装头脑，坚定信念，育人兴业。通过育人兴业，让人民大众认清中医的门、认知中医的人、认同中医的行，切实展现中医药机构和中医人的传统厚重与行业尊严。

做真懂中医的人。在管理上，就要用这一核心理念加强管理，自觉地按照中医药核心理念思考问题，自觉地按照中医药的发展规律开展工作，在出台法律、制定政策、完善细则的过程中，应充分考虑中医药的自身特点，从中医药的自身发展规律出发，将发现、培养、使用真正的中医人才纳入管理体系；在执业上，就应自觉地认识中医药的地位与作用，自觉地担当起继承创新中医药学的任务，在为人、治学、行医的过程中，充分表现出中医人的责任感和使命感。

2.用中医药文化思维方法指导中医药医疗保健，做真用中医的人

中医基于中华民族传统文化思维方式而认识世界，认识生命，认识健康，在中医理论指导下认识和诊治疾病，尽管还有众多中医学术经验运用现代科学理论与实验方法远远不能诠释，但经过数千年、亿万人次临床疗效证实的"天人合一""阴阳平衡"、整体和谐的"中和"的中医思维方式，揭示了生命科学未来的发展方向。中医、西医作为两个各有特色、各有优势的不同医学体系，各有各的思维方式。西医的诊疗思维主要是对抗性思维，它是在解剖学的基础上建立起来的医学，在病因学和治疗学上就着力寻求有形的致病因子和明确人体受损的精确定位，然后采用人工合成的药物或其他治疗手段，对抗式地直接排除病因或修复受损的组织结构，有细菌就消灭细菌，有病毒就清除病毒，有必须废弃的肢体或脏器就切除须废弃的肢体或脏器。中医的诊疗思维主要是包容性思维，这是一种体现了中华民族文化底蕴和中华民族智慧的原创思维，是以整体观念为核心建立起来的医学，强调天人合一、形神合一。因而在病因学和治疗学上着力寻求外因、内因、不内外因的致病因素和正气、邪气的消长定位，然后采用天然药物或其他治疗手段，包容式地提升正气，弱化或清除邪气，启动自身的免疫力，使其"正气存内，邪不可干"，达到"精神内守，病安从来"的目的，自主修复受损的人体组织结构。简言之，西医看的是"人生的病"，中医看的是"生病的人"。中医思维是中医学的核心和标志。现实生活中，不少中医机构及其中医药执业人员，不运用中医药文化思维指导医疗保健实践，在疾病解读方式上和治疗过程中，大量使用西医西药的诊疗思维模式与方法，让人民群众看不懂、认不清、吃不准什么是真正的中医。所以，加强中医药文化建设，就是要用中医药文化思维方法指

导中医药医疗保健。

做真用中医的人。在管理上，就要强化对中医临床、科研、教育质量的管理与检验，包括对中医诊断率、中药处方率、中医医案合格率、中医科研立项的中医思维与技术含量，中医药教育的课程设置、教材编著、考试命题的中医思维与技术含量等进行有效监控；在执业上，就要提高对传统文化的认知和理解，加深对中医药理论的认识，坚定从事中医药的信念，用中医思维认识生命现象和活动规律，指导养生保健，认识疾病的发生和选择治疗疾病的方法，提高中医药的疗效。

3. 用中医药文化基市知识传导媒体与社会公众，做真信中医的人

中医药植根于中华民族深厚的文化土壤里，被广大人民群众所接受和广泛使用，有着良好的群众基础。研究表明，中医药具有"个性化的辨证论治、求衡性的防治原则、人性化的治疗方法、多样化的干预手段、天然化的用药取向"五大特色和"临床疗效确切、用药相对安全、服务方式灵活、文化底蕴深厚、创新潜力巨大、发展空间广阔"六大优势。但近现代以来，随着西学东渐，民众对中医药的接受不再根深蒂固。因此，提高中医药在公众中的影响力，使中医药"有人信"，是一项基础性、战略性的工作任务。

做真信中医的人。在管理上，就要创建和完善中医药医疗保健服务网络，创建和完善中医药专项基地，创建和完善中医药宣导机制，充分发挥报纸、杂志、图书、广播、电视、网络等媒体在中医药文化科普工作中的主力军作用，让中医药文化知识真切地走进农村，走进社区，走进家庭，走进军营，走进工厂，走进社会大众，提升人民群众对中医药文化的认识，让全社会都了解中医药常识、关注中医药发展，使其崇尚中医、相信中医、选择中医；在执业上，就要给人民群众提供高质量的中医药服务，切实解决人民群众的健康需求，同时应担当起中医药文化使者的角色，让每一个受诊者不仅享受到高水平的中医服务，而且充分感受中医文化的魅力。

立中医心——中医药文化建设的价值追求

北宋大儒张横渠有名言曰："为天地立心，为生民立命，为往圣继绝学，为万世开太平。"这最能表达士人襟怀与抱负的四句话，亦可恰当地表达中医人应有的襟怀与抱负，即为天地生化万物的生生之德而"立心"，为天下苍生健康而"立命"，为中医经典与历代名家"继绝学"，为世世代代普救含灵之苦"开太平"。中医药文化建设是中华民族文化复兴的前哨，世界传统医药振兴的前锋，医药卫生体制改革的前卫。立中医心，就是要确立中医药文化的核心价值观，明确中医人

的文化立场、文化取向、文化选择,体现中医人的文化自觉、文化自信、文化自强。

中医药文化的本质属性是社会意识形态,具有五大属性。一是民族属性。中医药文化属于中华民族文化,中医药的养生保健和诊断治疗的文字、语言、行为、方法、药物等都融入了中华民族的血脉。二是原创属性。中医药学的原创人类生命与疾病的认识论、原创保障人类生命与健康的方法学、原创医学伦理学等,是中医药继承创新的根基。三是专业属性。中医药文化属于行业文化,蕴含于行医施药全过程。四是人文属性。中医药文化具有人文科学的特性,含有深刻的环保意识与人文关怀。五是传承属性。中医药文化可经过师承延续,讲求七重(重经典、重临床、重师承、重流派、重勤求、重博采、重悟性)。

由此可见,中医药文化既是民族的,也是世界的。随着"回归自然"的观念日益深入人心,传统中医药具有保健、预防、治疗、康复等天然优势,越来越受到世界各国人民的认同。政府应该把中医药文化建设纳入国家文化发展战略,积极推进中医药文化建设,加强资源开发利用,打造中医药文化品牌,让中华文化走向世界。中医人需要有中医药文化的觉悟与觉醒,即正确认识中医药在中华民族复兴伟大进程中的地位作用,在中医药医疗、保健、教育、科研和产业发展的各个领域应自觉地渗入中医药的文化元素,正确把握中医药发展规律,主动担当中医药发展的责任,担当世界传统医药振兴的前锋,体现中医药文化建设的自信。随着经济全球化的发展,不断出现了中西医学的交流、交融与交锋。中医药文化受到了多元文化特别是西方文化的冲击,同时也受到了来自内部自我贬低、自我放弃的挑战。因此,正确看待中医药自身,正确对待现代医学,充分认识中医药文化的独特优势和前景,从而坚定中医药信念和追求是至关重要的。一方面要继承自身传统,另一方面应以开放的胸怀吸纳、融合多元文化,以辩证的态度转化为创新的能力。在管理上,应当以强化中医药文化核心价值为本,以现代管理方法为用;在执业上,应当以凸显中医药特色优势为本,以现代先进科学技术为用。着眼人类健康现实需求和自身未来发展,实现新跨越。

深化医药卫生体制改革,最重要的是要让人民群众得到实惠,让人民群众防得了病、看得上病、看得起病、看得好病。中医药是我国独具特色的卫生资源,是中国特色医药卫生事业的显著特征和巨大优势。要在医改中充分发挥中医药临床疗效确切、预防保健作用独特、治疗方式灵活等优势,满足人民群众的中医药预防、医疗需求,降低医疗费用,提高人民群众健康水平,为人民群众防病治病做出贡献,这就是中医药价值所在。而要使中医药在医药卫生体制改革中发挥重要的战略作用,就必须做到中医药文化的自强。在管理上,应把中医药文化科普工作放在优先的位置,使之与预防、医疗、保健、科研立项、招生招聘、吸纳社会力量紧密挂起钩来;在执业上,要把医德修养、医术精求渗透到日常工作的每一个环节。这就要使中医药文化"强"在解决人民群众的健康需求上,"强"在自身的影响力、创造力、竞争力上,"强"在提高对医药卫生体制改革的贡献率上。

践中医行——中医药文化建设的总体要求

中医药发展的实践告诉我们,正是在中华民族几千年的发展历程中,不断继承传统,勇于创新,直面人类预防保健和治疗疾病的现实需要,才逐步形成了特色鲜明、前景辉煌的中医药文化。今天,在医药学面对更严峻挑战时,人们把关注的目光投向了中医药。在这样的大背景下,需要我们更加理性地深思中医药文化的未来实践,走特色发展之路、科学发展之路、创新发展之路。

1. 遵循中医药自身发展规律,走特色发展之路

中医药的发展历史,就是中医药特色不断总结、提升、再发展的历史。所以,遵循中医药自身发展规律,走特色发展之路,才能迎来中医药的光明前景。当前,中医药的发展面临着诸多困境,如现代语言环境下中医科学属性问题、现代教育背景下中医学术传承问题、现代社会组织下中医发展方式问题、现代生活方式下中医健康理念普及问题等,这些问题都需要用实践来回答。走中医药文化的特色发展之路,就是要逐步实现中医药文化研究的系列化、传播的大众化、学术交流的国际化和研发的产业化。

具体而言,一是要正本清源。通过对《周易》和儒、释、道及诸子百家学说以及相关文物、神话、传说的研究,厘清中华民族优秀传统文化对中医药理论体系形成的各个阶段的影响,进而追溯中医药经络文化、诊疗文化、本草文化、养生文化等形成的本源;同时,对中医药典籍、出土医书、民间传承的医术医方进行系统的整理研究,发掘其理法方药和秘方绝招,逐步实现中医药文化本源研究的系列化。二是开源畅流。编撰中医药文化教育的系列教材和中医药文化普及读本,开发中医药文化教育与传播的资源,拓宽中医药教育与传播的渠道,逐步实现中医药文化传播的大众化。三是搭建平台。有计划地开展中医药文化传承与发展的学术交流,逐步实现中医药文化传承与学术交流的国际化。四是形成中医药文化产品。在总结"中医中药中国行"活动经验的基础上,建立并完善中医药文化与传播中心和中医药文化教育基地,开展全国中医药文化科普巡讲,编辑出版系列图书、专题报告,编制系列教材、普及读本、音像制品,开办中医药文化专题培训班、举办专题会议和大型专题赛事,筹建国家中医药博物馆,联合报纸、杂志、影视、网站主流媒体及其相关单位,开设电视专题节目、咨询服务热线、摄制专题片,开通中医药文化之旅、健康之旅等,形成中医药文化教育与传播系列产品,逐步实现中医药文化研究与传播的产业化。

2. 构建合理的大发展格局,走科学发展之路

科学发展,就是要体现科学发展观的要求,构建合理的发展格局,把科学发展的理念贯穿到工作的各个方面、各个环节。这就要求始终坚持发展的主题,把发展作为第一要务,积极为中医药事业发展服务,同时促进中医药文化自身发展;坚持以人为本,满足人民群众健康需求,促进人的全面发展;坚持全面协调发展中医药文化,促进中医药事业持续健康发展;坚持统筹兼顾,立足全局,着眼长远,实现科学发展。近几年,国家提出了"六位一体"的中医药发展格局,"文化"已列入中医药工作日程中,并被提高到战略高度。经过在工作目标、工作项目、工作队伍等方面的积极探索,逐步构建和形成了中医药文化发展的蓝图。实践证明,加快中医药文化发展,就需要将中医药文化置于国家文化建设的宏观背景下,将中医药文化置于中医药事业格局中,一手抓中医药文化事业,一手抓中医药文化产业,既满足公众医疗卫生和健康需要,又促进经济发展。

3. 适应新时代发展的需求,走创新发展之路

创新是文化的本质特征。一部中医药的发展史,就是中医药文化的创新史,科学技术高度发达的新时期,人类生存环境和社会医疗需求发生了很大变化。中医药在时代的变迁中,自身也不断发生变化。在当代中国,无论是适应建设创新型国家的战略需要,还是满足医疗卫生体制改革的需要;无论是为了在激烈的国际竞争中提升中医药文化的软实力,还是为了对人类健康做出新贡献,都需要中医药的创新发展。中医药创新,一方面是在继承基础上的创新,另一方面要立足现代社会,实现传统范式向现代范式转换,这将带来中医药发展上的超越。而在这一超越中,中医药文化必将发挥引领、稳定、促进的重要作用。

[作者简介]孙光荣,男,教授,著名中医学者,国家中医药管理局中医药文化建设与科学普及专家委员会委员,现任北京中医药大学远程教育学院副院长(邮编:100029);邱德亮,吉林省卫生和计划生育委员会副主任(邮编:130000)。

(本文发表于《中医药文化》2012年第1期)

共谋大中医战略，走上大发展轨道

党的十八届三中全会发出了全面深化改革的号令，加速了实现中华民族伟大复兴的"中国梦"进程，提振了全国各族人民的精气神。2013 年 11 月 15 日，《中共中央关于全面深化改革若干重大问题的决定》正式发布。其中，第十二部分明确提出"完善中医药事业发展政策和机制"的要求，指明了中医药事业发展的前进方向，明确了中医药事业发展的着力点，迎来了中医药事业发展新的历史性战略机遇。

结合国务院《关于扶持和促进中医药事业发展的若干意见》和《关于促进健康服务业发展的若干意见》，上述提法体现了党和国家对中医药事业发展的高度重视，反映了中医药在社会主义经济建设、政治建设、文化建设、社会建设、生态文明建设"五位一体"总体布局中的地位和作用正在日益提升，表明了党和国家坚定不移地、旗帜鲜明地坚持发展中医药事业的决心和态度，表明了已经将中医药事业发展纳入党和国家事业发展全局的战略高度予以部署和安排。每一个中医人都必须抓住这一大好历史机遇，为中医药事业发展贡献自己的智慧和力量，共谋大中医战略，走上大发展轨道。

改革，既是革故鼎新的谋略与措施，又是促进发展的不竭动力。如何完善中医药事业发展政策和机制？必须以改革的精神来填空补缺、兴利除弊。作为中华中医药学会的一员，作为一个老中医，笔者提出以下建议，谨供各位领导、专家和同仁参考。

调整国家卫生工作方针

根据我国医药卫生的历史背景、现实需求、未来发展，为了体现医药卫生的中国特色，为了人民健康，为了国家医药事业全面、协调、可持续发展，建议国家卫生工作方针调整为"三并重、三优先"：预防与医疗并重，预防优先；农村与城市并重，农村优先；中医西医并重，中医优先。

制定大中医战略，促进发展中医药成为国家战略

全国政协委员、国家卫生和计划生育委员会副主任、国家中医药管理局局长王国强在2013年的全国政协会议上提交了"将中医药发展纳入国家战略"的提案。笔者认为，王国强委员是从国家安全和发展的高度、从文化传承和传播的广度、从民生需求和福祉的深度向国家提出了一个重大问题，提交了一份重大解决方案。这是因为，党的十八大明确了国家发展的总方向是走中国特色社会主义道路，总布局是经济建设、政治建设、文化建设、社会建设、生态文明建设的"五位一体"，总目标是到2020年全面建成小康社会，总任务是实现社会主义现代化和中华民族伟大复兴。而"国家战略"，必须围绕这个总方向、总布局、总目标、总任务进行大局谋划和顶层设计。

为什么要提出"将中医药发展纳入国家战略"的命题，而不是要求将所有医药发展纳入国家战略？习近平总书记2010年就说过："中医药学凝聚着深邃的哲学智慧和中华民族几千年的健康养生理念及其实践经验，是中国古代科学的瑰宝，也是打开中华文明宝库的钥匙。深入研究和科学总结中医药学对丰富世界医学事业、推进生命科学研究具有积极意义。"

中医药学是中华民族原创的、具有中国特色的医药学，中医药学的本源就是中华民族传统文化，中医药学的核心价值应当是"以人为本，效法自然，燮理中和，济世活人"，中医药最直接的用途是医疗保健，但中医药学的核心理念、思维模式、资源保护与开发等，都与经济、政治、文化、社会、生态息息相关，直接关系到国家安全与发展的文化战略、资源战略、人才战略、创新战略、国际合作交流战略等。

毋庸置疑，中医药与"中国梦"紧密相连。正因如此，实现中华民族伟大复兴的"中国梦"的国家战略必然也必须纳入发展中医药的元素。所以，笔者认为，"将中医药发展纳入国家战略"是造福子孙的大事，正如北宋大儒张横渠所言，这就是"为天地立心，为生民立命，为往圣继绝学，为万世开太平"。

因此，建议组织制定、提交大中医战略，将其纳入国家战略。

如何"将中医药发展纳入国家战略"？就必须有法律、体制、资金的保障。建议在现阶段应紧紧抓住三个重点：第一，完成《中医药法》。第二，统一、完善中医药管理体制，各省、直辖市、自治区直至县(市)，设立财政单列的中医药管理局，解决长期以来"高位截瘫、底盘松软、计划打折、执行拐弯"的问题。第三，将扶持和促进中医药事业发展的专项经费列入国家财政预算重点。

诚如此，必将有利于医药卫生体制改革和人民健康，有利于资源保护、开发、

利用和经济发展,有利于中华文化传承、传播以及国际交流与合作,有利于社会稳定与和谐,有利于走中国特色社会主义道路,有利于中华民族的伟大复兴。

确立发展中医药事业的跨部委决策常态化机制。

鉴于中医药事业发展涉及文化、卫生、教育、科技、农业、林业、工业、商业、药品食品监管等多部门,非国家卫生和计划生育委员会以及国家中医药管理局的决策和实施即可"完善中医药事业发展政策和机制",即可实现其规划或计划。为避免"多龙治水",政出多门、相互掣肘,建议在国务院领导下,成立"国家中医药事业发展领导小组",为便于协调具体工作,可将领导小组办公室设立在国家中医药管理局,确立发展中医药事业的跨部委决策常态化机制。

将建设中医药全民服务网络作为医改重点

医改,归根结底是解决"三医"问题:医生、医院、医业。

医生,是医药卫生体制改革的实施主体,通过深化医药卫生体制改革,充分调动医生的主动性与积极性,是解决"三医"问题的关键;医院,是医药卫生体制改革的实施平台,通过深化医药卫生体制改革,大力提高医院的服务力与可信度,是解决"三医"问题的突破口;医业,是医药卫生体制改革的实施领域,通过深化医药卫生体制改革,走出一条具有中国特色的医药卫生道路,是解决"三医"问题的终极目标。

目前,中医药服务是"上盛下虚",三甲中医医院集中于大中城市,名老中医亦集中于大中城市,社区、基层、农村群众恰恰未能享受到真正的、充分的中医药服务。同时,治疗性用药的中医处方尚未全面纳入医保。建议将建设以三甲(省市)、二甲(县市)中医医院为辐射中心的三级中医全民服务网络作为医改重点,并制定相关标准、列出药材药品目录,将治疗性用药的中医处方全面纳入医保。与此同时,制定中医医疗机构、中医执业人员实际运用中医药临床的考核量化指标,根据考核结果给予单位、个人政策性中医临床执业补贴。

严格遴选、建设中药材种植、采集、炮制、仓储、营销基地

中药材的种植、采集、炮制、仓储、营销,直接关系到中医医疗保健质量。中医历来讲究"道地药材""遵古炮制"。目前,由于多种原因导致假冒伪劣中药材屡禁不止,严重影响中医临床疗效和人民健康。建议明确执法部门、制定管控标准,一方面严厉打击制造、贩卖假冒伪劣中药材的违法行为,一方面加强中药材种植、采集、炮制、仓储、营销基地建设。制定规范、实地考察、公正评估、凭证

经管。

确立中医药独立学术评价体系

中医药学与西医药学是两个不同的医药学体系。西医药学基于还原论而发展,其诊疗主要采用对抗式思维,着重于寻求致病因子及其病变定位,采用对抗式的治疗方法,定点清除细菌或病毒而治愈疾病;中医药学基于整体论而发展,所探讨的致病外因风、寒、暑、湿、燥、火,内因喜、怒、忧、思、悲、恐、惊等,迄今全世界亦未能发明检测仪器、标准、方法,故其诊疗是采用包容式思维,着重于寻求致病因素及其正气与邪气的消长定位,采用包容式的治疗方法,固护正气、抑制并清除邪气而恢复整体健康。因此,无论临床研究、基础研究、药物研究等,都不应"以西套中",更不可要求以"与国际接轨"(中医起源于中国,应该是国际与我接轨)的名义"削中医之足适现代医学之履",否则,中医药的传统必将日益弱化。

建议由中华中医药学会牵头成立"全国中医药学术评价委员会",制定和确立独立的、具有中医药学术特点的、体现中医药特色的中医药学术评价体系。各省市成立相应组织,开展中医药医疗、保健、中药、科研、教育等的学术质量评估。

确立名医培养与遴选的常态化机制

任何事业发展的关键在人才的培养、遴选与使用,而名医是形象、是标杆、是榜样、是力量,培养和遴选名医是振兴中医药事业的关键。

由于中医人才培养历来有"七重":重经典、重师承、重临床、重勤求、重博采、重流派、重悟性。所以中医成才有理论→临床→师承→临床的自身规律。经过数十年来的探索,我国目前在中医入职后,采用继续教育、师承教育、全国优秀中医临床人才研修等三种主要方式培养名医。由于名医培养与成长周期较长,故名老中医历来受到政府与民众的尊重。我国目前已探索了"国医大师"等名医遴选办法,发挥了积极作用,产生了积极影响,但培养与遴选名医的机制尚未常态化。

根据中医人才成才规律,建议确立中医入职后必须经历师承、优秀中医临床人才研修的名医培养的常态化机制,建立"国医大师""国家级名老中医""国家级中青年名中医""省市名老中医"四级名医遴选的常态化机制。

改革中医药高等院校课程设置与教材，并搜集整理经验方

课程设置与教材直接关系到人才培养的方向与质量。中医药高等院校课程设置与教材，都是中华人民共和国成立以后确定的，并经过多次变更与修改。历来存在的问题是，课程设置中的中医药专业课程所占比例不足60%，中医药专业课程教材的传统、经典中医药教学内容不足60%，而且是"统编"，各院校的教材未能体现"本土"的专长与特色，更未能充分体现当代名老中医的学术经验，如此教材"考场应试"尚可行，"临床应用"则不足。

建议改革中医药高等院校课程设置，增加中医药专业课程比例，逐步重编教材，增加四大中医药经典(《黄帝内经》《伤寒论》《金匮要略》《温病学》)和四小中医药经典(《汤头歌诀》《药性赋》《濒湖脉诀》《医学三字经》)的教学内容以及当代名老中医学术经验及其典型医案。

另一方面，要保护、利用名医学术经验资源，唐代孙思邈被誉为"药王"，原因之一就是他搜集整理了《备急千金要方》《千金翼方》，验之临床，影响深远。中华人民共和国成立至今只有零散的相关整理研究，尚未将新中国名中医验方和民间验方进行广泛搜集和分类整理。这当然是一个巨大的工程，如果不做，就必然将遗憾留给下一代；如果做好这项研究，就能造福于下一代。所以建议开展全国名中医验方和民间验方的整理研究，以期增加、丰富中医药教育、科研的优势资源。

大力开展境外、国际的中医药合作交流，建立合作交流基地，设立传统医药学大奖

中医药走向世界，既是传统医药学学术发展的需要，也是提高国家竞争软实力的需要。现在中医药服务已经走进160多个国家和地区，但相对于现代医药学而言，其规模与力量还不足够强大。

建议在北京、澳门、香港、广州、上海、长春、哈尔滨、乌鲁木齐、拉萨、昆明等地逐步建立中医药(含少数民族医药)对外合作交流基地，以国际中医药名家研修院等形式的高级师承与研修教育为中心(外籍中医拜中国名医为师)，附设医院、药厂，再选择其中最佳基地，以租赁方式开辟"世界医林"(引进各个国家和地区具有特色疗法的传统医疗机构)、"环球药业"(引进各个国家和地区具有特色的传统药品、药材)，从而逐步形成世界传统医药学合作交流的核心区。

建议设立国际传统医药学大奖(可以命名为"大医奖""大医精诚奖"或"岐

黄奖"等），成立奖励基金会，制定高标准，组织权威专家评审团，公平遴选、公正评审、公开重奖，将全世界对各种传统医药学临床、教学、科研等的有突出贡献者纳入，逐步形成媲美、超越诺贝尔生理学或医学奖的国际医药学大奖，从而确立、强化中医药在世界传统医药学中的领航地位。

从国家统一大业和中医药发展战略出发，大力开展海峡两岸的中医药合作与交流

在目前环境、条件下，建议从以下八个方面进一步开展两岸的合作交流：

一是创建两岸中医药合作交流的常设平台。由两岸中医药主管部门或学术团体（中华中医药学会、台湾中医师公会）建立海峡两岸中医药联合发展中心，主要职责是研究、制定两岸中医药合作发展交流的方向、策略、规划、项目、实施办法等。其中心总部及所属办公室可实行每3年在北京、台北轮流当值，非当值之年，该地设立联络处。下设中医药文化、教育、科技、医疗、保健、产业等各专业中心，各专业中心均采用两岸选择驻地、轮流当值。项目资金来源于承担项目者出资、主管部门立项资助、社会捐赠。

二是拓展优秀中医临床人才研修项目。在国家中医药管理局全国优秀中医临床人才研修项目的基础上，由海峡两岸中医药联合发展中心向两岸中医药主管部门申报确立海峡两岸优秀中医临床人才研修班，选聘国医大师、著名中医药专家授课、带徒，遴选当地优秀执业中医师纳入研修，通过3年培训，考试、考核合格者，授予"海峡两岸名中医"称号。

三是开展海峡两岸中医药文化科普巡讲。在国家中医药管理局全国中医药文化科普巡讲团的基础上，由海峡两岸中医药联合发展中心组建海峡两岸中医药文化科普巡讲团，遴选两岸专家开展两岸及其相邻地域的中医药文化科普巡讲。

四是开创海峡两岸中医药专家诊疗巡回服务。由海峡两岸中医药联合发展中心遴选两岸高级专家，组建海峡两岸中医药专家诊疗巡回服务团，针对专科专病和疑难杂症，开展两岸及其相邻地域的中医药专家巡回诊疗有偿服务。

五是联合开展中医药科学研究。由海峡两岸中医药联合发展中心选址并遴选两岸高级专家，组建海峡两岸中医药联合科学研究与产业发展基地，深入开发两岸中医药自然资源、人力资源、管理资源、商贸资源，研发中医药医疗、养生、保健、文化产品，并联合销售。

六是联合保护和挖掘中医药传统知识技术。由海峡两岸中医药联合发展中心联合两岸的中医药大学、科研院所、博物馆、图书馆，发现、整理、研究、开发、应

用两岸的中医药文献、文物，保护和挖掘中医药传统知识技术；遴选导师，建立海峡两岸著名中医药专家传承工作室；搜集、筛选、整理、开发海峡两岸民间医疗保健经验方药、技术。

七是参与海峡两岸重大中医药学术活动。由海峡两岸中医药联合发展中心加盟、策划、参与岐黄论坛、医圣张仲景国际论坛、药王孙思邈国际论坛、李时珍国际论坛等重大中医药学术活动，寻根祭祖，闳中肆外。

八是创建海峡两岸中医药发展论坛。由海峡两岸中医药联合发展中心报请海峡两岸有关主管部门核准，创建定期、轮流主办的海峡两岸中医药发展论坛。

通过上述努力，一定能生发海峡两岸中医药共同发展的活力，一定能有效地推动海峡两岸中医药事业学术的相携进步，一定能有力地推动海峡两岸中医药事业的共同发展。

在新形势下，让我们振奋精神，锐意进取，贯彻党的十八届三中全会精神，切实把思想统一到中央的决策和部署上来，以改革精神完善中医药事业发展政策和机制，在深化医药卫生体制改革的背景下，找准方位，谋划布局，完善政策，健全机制，发挥作用，彰显优势，共谋大中医战略，就一定能够让我们中医药事业稳健地、快速地走上大发展的轨道，创造中医药发展史上的新辉煌。（本文为孙光荣教授在中华中医药学会"贯彻十八届三中全会精神，推动中医药事业发展专家座谈会"上的书面发言）

习近平总书记重要讲话熔铸中医观之辑释

——关于中医药学在中华文化复兴和国际交流合作中的重要地位、意义与作用

编辑的话 国医大师、著名中医药文化学者孙光荣教授虔诚研读习近平总书记的系列重要讲话,精心辑录习近平总书记系列重要讲话中熔铸中医观的部分,加以诠释。《中国中医药报》2014年9月25日第一版起连载,本刊特予结集发表以飨读者。孙光荣教授的辑释深刻领会了习近平总书记有关重要讲话的精髓,彪炳了习近平总书记治国理政的思想,弘扬了中医的特色,彰显了中医的优势,振奋了中医的精神,充分体现了"上医治国,中医治人,下医治病"的古训确为至理名言。

关键词 中医观 中医药学 中华文明 国际交流合作

1. 中医药学是打开中华文明宝库的钥匙

"中医药学凝聚着深邃的哲学智慧和中华民族几千年的健康养生理念及其实践经验,是中国古代科学的瑰宝,也是打开中华文明宝库的钥匙。深入研究和科学总结中医药学对丰富世界医学事业、推进生命科学研究具有积极意义。他说,中医孔子学院把传统和现代中医药科学同汉语教学相融合,必将为澳大利亚民众开启一扇了解中国文化新的窗口,为加强两国人民心灵沟通、增进传统友好搭起一座新的桥梁。"(辑自2010年6月20日时任国家副主席的习近平在澳大利亚出席由南京中医药大学与皇家墨尔本理工大学合办的中医孔子学院授牌仪式上的讲话)

习近平总书记的上述讲话,重要意义有三:一是全新、明确地界定了中医药学在中华文化复兴新时期的关键地位,是"打开中华文明宝库的钥匙"。二是指出了深入研究和科学总结中医药学的积极意义,是"丰富世界医学事业、推进生命科学研究"。三是揭示了中医药学在国际文化交流与合作中的重要作用,是"开启一扇了解中国文化新的窗口,为加强两国人民心灵沟通、增进传统友好搭起一座新的桥梁"。

中华文明开启于上古炎黄,世世代代继承发扬,天人合一的宇宙观、阴阳平衡的整体观、统一变易的世界观、义利相济的人生观、仁者爱人的处世观、贵中尚和的价值观等六大核心理念,持续传承至今已几千年,独具特色,生生不息。但

近百年以来,中国受西方列强坚船利炮的攻击,中华文化也随之受西方文化直接、巨大的冲击,致使中华文明宝库蒙尘受垢。进入 21 世纪,"东方之狮"觉醒,中国和平崛起,中华文化亦随之洗尘涤垢而生辉,世界各国和地区正在重新认识、积极探索、日益认同、增进交流曾被他们曲解、贬低、排斥的中华文化,世界正在寻求打开中华文明宝库的钥匙。

虽然,蕴含体现中华文明特色的瑰宝数不胜数,但能担当"打开中华文明宝库的钥匙"的唯有中医药学。因为只有中医药学全面、系统、完整地保有中华文明的核心理念;只有中医药学在基本观念、实质内容、思路方法、表述方式等方面,能够全面、系统、完整地保有中华文明的基因;只有中医药学在凝聚中国古代哲学智慧、健康养生理念、防病治病的理法方药等方面,能够全面、系统、完整地保有中国古代科学的成果。所以,打开中华文明宝库的钥匙就是这一把:中医药学。换而言之,中医药学是中华文明复兴的开路先锋。

中医药学既是中国的主流医学科学,又是古老而现代的生命科学。作为中国独有的医学科学,具有丰富的原创内涵。历代医家通过不断深入观察和反复的临床实践(不是动物实验),以独特的视角和思维方式,创造性总结了对人体健康与疾病的规律性认识,形成了系统的理论与技术方法。诚然,中医学、西医学,都是人类防治疾病、维护健康的医学科学,目的一致,但又是不同的医学体系:西医学属于自然科学;中医学既属于自然科学,也属于社会科学;西医学属于生物医学模式,现在公认是生物—社会—心理医学模式,中医学是整体医学模式;西医学在还原论指导下,基于解剖学基础发展而来,诊疗思维着重于寻求致病因子和精确病变定位,然后采用对抗式思维,定点清除致病因子,使机体恢复健康;中医学是在整体观指导下,基于天人合一、形神合一的中国哲学基础发展起来,诊疗思维着重于寻求致病因素(内因、外因、不内外因)和正气、邪气的消长定位,然后采用包容式思维,并非定点清除致病因子,而是通过扶正祛邪、补偏救弊使机体恢复健康。因此,中医治病的最大特点不是定点清除致病因子,而是调理、矫正致病环境,使致病因子难以生存和发展,使之"正气存内,邪不可干"。

人类的生命科学至今还是一个尚未打开的迷宫,而中医药学关于天人关系、脏腑关系、经络关系、表里关系、精气神关系、"生长壮老已"关系等的理论与实践经验,都涉及医学和生命科学之"钥"。因之,深入研究和科学总结中医药学,必将凸显中医药学的鲜活生命力和广阔的发展前景,"对丰富世界医学事业、推进生命科学研究具有积极意义"。

防病治病、维护人民健康是各个国家和地区生存与发展的永恒主题。中医药作为中国"独特的卫生资源、潜力巨大的经济资源、具有原创优势的科技资源、优秀的文化资源和重要的生态资源",与人民的生命健康和生活幸福息息相关,在经济社会发展全局中有着重要意义。澳大利亚的中医孔子学院把中医药学同汉语教学相融合,把中医药作为中华文明"走出去"的重要载体,充分体现我国文化软实力,契合国际文化交流、养生保健的双重需要,所以习近平总书记寄望中医药学的传播"为澳大利亚民众开启一扇了解中国文化新的窗口,为加强两国人民心灵沟通、增进传统友好搭起一座新的桥梁"。

推而广之,从中国和平崛起、中华文化伟大复兴的大局出发,应将发展中医药事业纳入国家战略,用好中医药学这把"钥匙",打开中华文明的"窗口",搭起国际友好交流的"桥梁",让中华文明走向世界,为人类健康事业和国际文化交流与合作做出更大、更新的贡献。

2. 中医药是得天独厚的旅游资源

"中国是拥有5 000多年历史的文明古国,又是充满发展活力的东方大国,旅游资源得天独厚,被列入世界文化和自然遗产的就有40多处。中华书画、京剧、中医等传统文化博大精深,雄伟壮丽的三山五岳、气势磅礴的万里长城、独一无二的兵马俑、享誉世界的少林寺、阳光明媚的热带海滩等自然和人文景观异彩纷呈。"(辑自2013年3月22日习近平主席在莫斯科举行的俄罗斯"中国旅游年"开幕式上的致辞)

中医药,由于历史传承、现代发展,得天独厚地成为中国的养生保健旅游资源,这正是刘延东副总理总结中医药具有五大优势资源的"潜力巨大的经济资源"的原因之一。比如陕西省铜川市耀州区的药王山、河南省南阳市的仲景祠、甘肃省庆阳市的岐黄故里及扁鹊、董奉、李时珍等历代中医名家的习医、行医的古建筑、古医案、古医具、古医籍、古碑林等故址遗迹,以及名医、名科、名院、名药、名厂、名店和已经建立的全国中医药文化教育基地,是传承与传播中医药文化得天独厚的稀缺资源;各中医药高等院校和中医药院所创建的健康服务基地,是养生保健方法传授的珍贵资源;各道地药材的产地、市场,是名优特稀药材、药品观光购药的重要资源;各疗养院和美容养生处所,是健美疗养的优秀资源。概括而言,中医药既是医药保健的优势资源,又是独具特色的旅游资源。所以,习近平总书记将中医药与名闻遐迩的中华书画、京剧相提并论为博大精深的传统文化,与三山五岳、万里长城、兵马俑、少林寺等相提并论为享誉世界的自然和人文景观。

中医药作为独具特色优势的旅游资源,保护、开发、利用刚刚起步,难免鱼龙混杂,必须加强引导和监管,防止、杜绝将中医药资源西化、虚化、玄化、庸俗化而借机借势敛财的行径,要使养生保健旅游资源正当地创造最大的社会效益和经济效益。

如何将中医药资源优势与旅游业结合起来? 关键在于如何挖掘、梳理、整合优势资源,如何展示、运用、释放蓄积力量。2014年2月21日,国家旅游局局长邵琪伟与国家卫生和计划生育委员会副主任、国家中医药管理局局长王国强代表双方签署了国家旅游局和国家中医药管理局关于推进中医药健康旅游发展的合作协议,两局将发挥各自优势,建立合作机制,推动各级旅游机构与中医药的全面合作,共同推进中医药健康旅游建设发展。

正如王国强所说,"中医药与旅游业合作是市场经济下的历史必然结果,独具中国特色,具有重要意义"。两局将围绕中医药健康旅游做好顶层设计,建立两局业务司之间合作协调机制,共同研究如何引导中医药健康服务,规范和引导中医药健康市场,制定中医药健康旅游标准规范等问题。同时,尝试选择一批旅游与养生、养生与养老相结合的中医药健康旅游试点,重点扶持,在探索中总结经验。邵琪伟认为,"此次合作对国民素质提高、中医药文化传播都起到促进作用"。通过双方务实推进,可以想见,中医药将在旅游业发展中绽放其光前裕后的光彩。

习近平总书记上述讲话是对全国以及各省市保护、开发、利用中医药这一"潜力巨大的经济资源"的指引,如何让中医药资源在经济社会发展中形成活力、激发活力、展示活力?各地所拥有的中医药资源既有共性,也有个性。如何整合利用、如何规划开发、如何抓住当地亮点产生辐射、如何凸显当地特色与优势?如何跨专业、跨行业、跨领域地进行跨界融合?这不仅仅是单向地扶持、促进中医药事业发展,而且是双向地利用中医药资源促进中医药事业和经济社会发展。这是大学问、大文章,需要大智慧、大魄力。还有很多蓝图可绘,还有很多事情能做,还有很长的路要走。

3. 促进中西医结合及中医药在海外发展

"中方重视世界卫生组织的重要作用,愿继续加强双方合作,促进中西医结合及中医药在海外发展,推动更多中国生产的医药产品进入国际市场,共同帮助非洲国家开展疾病防治和卫生体系建设,为促进全球卫生事业、实现联合国千年发展目标做出更大贡献。"(辑自2013年8月20日习近平主席在人民大会堂会见世界卫生组织总干事陈冯富珍时的谈话)

习近平总书记的上述谈话阐明了中国在全球卫生事业发展中的立场、重点、目标。

一方面,世界卫生组织在研究政策方案、制定规范标准、培训专门人才、防治重大疾病、维护大众健康、监管医药行业、处理卫生事务危机等方面在全球发挥了指导和协调的重大作用。另一方面,深化医药卫生体制改革、提高人民大众健康水平,正是构筑中华民族伟大复兴的"中国梦"的重要元素之一。《周易》曰:"同声相应,同气相求。"二者之间,目标可以求同。因而,大力发展医药卫生事业,中国与世界卫生组织必然"同声相应";积极维护人民大众健康,中国与世界卫生组织必须"同气相求"。所以,习近平总书记表明了在"中方重视世界卫生组织的重要作用"的前提下,中国在全球卫生事业发展中"愿继续加强双方合作"的立场,这就是一个负责任大国的坚定不移的正确立场。

如何加强双方合作? 中国作为世界卫生组织的合作方依凭什么优势进行合作? 习近平总书记明确提出了可以贡献于世界卫生事业的中国医药卫生三大重点:中西医结合、中医药、中国生产的医药产品。

中医药具有"个性化的辨证论治,求衡性的防治原则,人性化的治疗方法,多样化的给药途径,天然化的用药取向"的五大特色,并拥有"临床疗效确切,用药相对安全,服务方式灵活,文化底蕴深厚,创新潜力巨大,发展空间广阔"的六大优势;中国生产的医药产品具有"名、优、特、新"的品牌、质量和功效优势。通过与世界卫生组织的合作,将中医药和中国生产的医药产品进一步推向世界,必将惠泽全人类。

中西医结合,是 20 世纪 50 年代中国在医疗领域的首创,将中医的宏观辨证与西医的微观辨病结合起来,采用中医、西医互补的治疗方案,为解决新、疑、难、重疾病提供新型的治疗方法,而且已经在医疗实践中涌现了诸多成功的范例。

然而,由于中医学、西医学毕竟是两种不同理论体系的医学科学,对人类的生命健康和疾病治疗的认识论、方法论都存在着明显的差异。如何从认识的结合上升到结合的认识论、如何从方法的结合上升到结合的方法论,可谓"路漫漫其修远兮"!

中西医结合,绝不是两种医学等量齐观的结合,而必须是"中体西用"的结合。

习近平总书记说:"不忘本来才能开辟未来,善于继承才能更好创新。"中西医结合是一种创新,只有不忘中医这个"本来",才能开辟中西医结合这个"未来";只有善于继承中医,才能更好地创新中西医结合。这是一条需要探索的道路,必须探索的道路,值得探索的道路。

西医学是当今世界的主流医学,有着探索中西医结合的巨大空间,将中西医结合这一首创优势,通过与世界卫生组织合作推向世界医坛,必将为全世界医学科学的创新做出新的贡献。

《孟子》曰:"穷则独善其身,达则兼善天下。"中医药、中西医结合、中国生产的医药产品,是医药卫生领域的中国创造,是体现中国传统、中国风格的中国优势。运用自身优势"兼济天下"是应有所为。

因此,习近平总书记指出,中国与世界卫生组织合作的当前重点目标是"共同帮助非洲国家开展疾病防治和卫生体系建设",主要目标是"为促进全球卫生事业、实现联合国千年发展目标做出更大贡献"。

中医药走向全球势所必然,中医药走向全球可以所为,中医药走向全球大有作为。

4.传统医学是各方合作的新领域

"传统医学是各方合作的新领域,中方愿意同各成员国合作建设中医医疗机构,充分利用传统医学资源为成员国人民健康服务。"(辑自 2013 年 9 月 13 日,习近平主席在上海合作组织成员国元首理事会第十三次会议上的讲话)

习近平总书记的上述讲话开辟了以中国优势资源加强国际合作的新路径。

习近平总书记明确指出:"传统医学是各方合作的新领域。"上海合作组织的宗旨是"鼓励各成员国在政治、经贸、科技、文化、教育、能源、交通、环保及其他领域的有效合作;共同致力于维护和保障地区的和平、安全与稳定"。当初并没有重点涉及服务人民健康的合作领域,更没有提及成员国之间以传统医学合作服务于人民健康,只是原则上鼓励"其他领域"的有效合作。

上海合作组织成员国在经济贸易、反恐、科技、能源、交通等领域取得一定合作成效的基础上,2013 年 9 月 13 日召开了元首理事会第十三次会议,这正是共同探讨合作新领域之时,也正是共同整合合作新资源之机,如何把握机遇从"其他领域"中开辟合作新领域?《九州春秋》曰:"夫难得而易失者,时也;时至而不旋踵者,机也。故圣人常顺时而动,智者必因机而发。""人民健康",是各个国家和地区生存与发展的永恒主题、安全与稳定的永恒基石、民富国强的永恒需求。抓住"人民健康"这一共同关注的问题,将我国医药卫生的优势资源"传统医学"一击而开"各方合作的新领域",诚可谓顺时而动、因机而发。由此可见,执政者必须时时处处了解、掌握主观领域的优势资源的"家底",时时处处了解、掌握客观领域的真实需求的"时机",唯有心中有大格局、大数据、大谋略,才能知己知彼,才能深悉时代脉动,才能把握大机遇,才能在风云际会之时出奇谋、开新径、展宏图。

目标明确,即当举措随行。如何开创传统医学国际合作的新领域?关键在于搭建平台、夯实基础、充实资源。所以,习近平主席清晰地提出:"中方愿意同各成员国合作建设中医医疗机构,充分利用传统医学资源为成员国人民健康服务。"2014 年 5 月 19~24 日,第 67 届世界卫生大会在瑞士日内瓦举行,国家卫生和计划生育委员会副主任、国家中医药管理局局长王国强率由国家卫生和计划生育委员会、外交部、国家食品药品监督管理总局、国家中医药管理局、驻日内瓦代表团及港澳特区卫生部门等组成的中国代表团与会。我国提出的《传统医学决议》经大会讨论并审议通过,印证了习近平总书记"传统医学是各方合作的新领域"的宏旨,为包括中医在内的传统医学惠泽万邦开启了通道。

在党中央、国务院的高度重视和大力支持下,我国中医药事业有了长足发展,已形成医疗、保健、科研、教育、产业、文化"六位一体"全面、协调、持续发展和加速拓展国际交流合作领域的新局面,我国在中医医疗机构加强中医药文化建设、优秀临床人才培养、特色优势培育、诊疗资源整合、医疗保健质量提升等方面,都积累了丰富的经验和资源,可以在上海合作组织成员国在建设中医医疗机构和利用中医优势资源等项目中有效合作,共创、共建、共赢。道固远,笃行可至;事虽巨,坚为必成。习近平总书记开辟了以传统医学合作为新领域的国际交流合作的新道路,这条道路很长远,关键在于坚信笃行;习近平总书记提出了充分利用传统医学资源为成员国人民健康服务的大事,这件事很艰巨,关键在于坚为做实。让我们认真学习、深刻领会、坚决执行习近平总书记的谋略,中医药就必将嘉惠于全人类。(孙光荣发表于《中医药通报》2014年10月第5期)

习近平总书记重要讲话熔铸中医观之辑释
（续）
——关于中医药学在中华文化复兴和国际交流合作中的重要地位、意义与作用

编辑的话 国医大师、著名中医药文化学者孙光荣教授虔诚研读习近平总书记的系列重要讲话，精心辑录习近平总书记系列重要讲话中熔铸中医观的部分，加以诠释。《中国中医药报》2014 年 9 月 25 日第一版起连载，本刊特予结集发表以飨读者。孙光荣教授的辑释深刻领会了习近平总书记有关重要讲话的精髓，彪炳了习近平总书记治国理政的思想，弘扬了中医的特色，彰显了中医的优势，振奋了中医的精神，充分体现了"上医治国，中医治人，下医治病"的古训确为至理名言。

关键词 中医观　中医药学　中华文明　国际交流合作

1. 中医药交流与国际关系

"中方愿同马方携手努力，推进务实合作，落实好基础设施合作项目，将农业合作打造成双边合作新增长点，扩大教育、文化、艺术、中医药等领域交流，夯实两国关系的社会基础，共同推动中马关系加速发展，取得更多成就。"（辑自 2013 年 10 月习近平主席会见马其顿总统伊万诺夫时的谈话）

上层建筑与经济基础是对立统一的。习近平总书记的上述讲话明确指出要夯实两国关系的社会基础，必须从两个方面务实合作：一是"将农业合作打造成双边合作新增长点"，也就是要夯实经济基础。二是要"扩大教育、文化、艺术、中医药等领域交流"，也就是要夯实上层建筑。

将"中医药"而不是"医疗保健"并列于上层建筑的"教育、文化、艺术"与他国进行务实合作，这是一种创新思想、创新思维和创新思路。习近平总书记不是将中医药仅仅看作是医学科学，而是始终将中医药视为"打开中华文明宝库的钥匙"，是中华民族复兴和进行国际交流合作的重要资源，这也就是刘延东副总理所指出的，"中医药是我国独特的卫生资源、潜力巨大的经济资源、具有原创优势的科技资源、优秀的文化资源和重要的生态资源"。因而，可以作为与"教育、文化、艺术"并列的让中华文化"走出去"的重要载体。

中医药学在中国的土地上起源、锻造、发展数千年，文献从医经七家承续到

数百家,方剂从数百首发展到数十万首,药物从数百种增加到数千种、数万种。理论的更新、方法的丰富、技术的创新、药源的增长、疗效的提高,均可谓与时俱进,但其内在精神则一直是稳定的,并且贯穿于从理论到临床的各个环节。在数千年的中医药学术进步的征程中,变的是形态与数量,不变的是精神;在其中医药理论与技术的发生、发展过程中,吸收与融合了其他民族乃至国外的医疗经验和方法,但其始终植根于中华文化的土壤之中。由此,"中医"已经成为中华民族的文化符号。所以,才有特色、有优势、有影响力并列入国际双边合作或多边合作的上层建筑领域。

但是必须认识到:中华文化是世界上独树一帜的优秀传统文化,而且是世界各民族中唯一没有中断的传统文化。然而,当今诸多领域的"西化"已是不争的现实,西化的结果必然导致中华文化中许多深邃内涵的失落,有的甚至无法再现。就像古建筑学,各地都有大量古建筑留存着,但是古建筑学的灵魂——设计思想、计算方法、施工技术和工艺诀窍,基本上失传了。

有批评者指出,中医学界西化或西医化的程度亦已令人触目惊心。正因如此,近百年来,除了别有用心、故意诋毁中医以期达到数典忘祖之目的者外,也屡屡有人借中华传统文化日渐式微或奋力拼搏的历史时期质疑中医的科学性,甚至以西医的仪器检测挑战中医的平脉辨证。殊不知任何学术都可分为德(医德)、道(医道)、学(医学)、法(医疗法则)、术(医术)、器(医器)六个层级,脉诊是"术",仪器检测是"器",根本不在一个层级,根本没有可比性,根本没有评价胜负的意义。银行点钞员与点钞机比赛,究竟哪个点钞准、点钞快?当然有优秀点钞员的点钞比点钞机点钞还要准、还要快,但绝不能断言可以用点钞员代替点钞机,也不能断言可以用点钞机代替点钞员。又如,制造高压锅每部机器可日产千台,但制作景泰蓝只能用人工烧制,不可能日产千台,究竟是制造高压锅的机器科学还是制作景泰蓝的工艺科学?一者是"器",一者是"术",二者根本不在一个层级,根本没有可比性,没有评价胜负的意义。况且,中医辨证,历来是望、闻、问、切"四诊合参",脉诊仅仅是"四诊"之"切诊"之中的一种方法,真正的中医绝不会单以诊脉辨识其病证,更绝不会单以诊脉"自炫己技"。而且,从根本上说,中医学、西医学都是中国特色医药卫生体系的组成部分,是服务人民健康的"一体"的"左手"和"右手",唯有互相尊重、互相学习、互相支持、互相帮助,才能共同发展中国特色医药卫生事业。反之,如果"左手"和"右手"打架,只能造成"旁人看着笑,自己觉着痛"的"德者不甘为,智者不屑为"的结果。此类波澜,过去、现在、将来都会有掀起,只要不是别有用心者的故意诋毁和攻击,就无须纠结、无须较劲、无须批评、无须指责,经过时间与实践的沉淀,双方自然会"一笑泯恩仇",何况双方本来就无"恩仇"可言?

另一方面,确实值得我们关注的是,中医学如果不彻底改变现今自觉或不自觉地在教育、科研、临床、中药研发等方面仿效西医、西药的状况,也将会像古建筑学一样,中国人只好看着自己民族的这一瑰宝黯然失色,中医药的神奇疗效将成为传说,这个用于"打开中华文明宝库的钥匙"就有可能丢失。

"中医本姓中,杂糅难见功。"要以中医药为载体开展国际合作交流"走出去",就必须拿出"真中医"的思想、观点、方法和技术。当然,从学术探索和健康服务的角度,我们要积极推介中西医结合的成果。但是,合作的对方国家或地区面对中医药学的发源地,他们需要的正是道地的中医、道地的中药,而不是掺和着其他医学、其他药物、其他医技的"杂合面"。至于他们引进之后,如何与西医或当地医学结合,他们自己一定会去思考、去探索、去实践,用不着我们给他们一份"杂合面",让他们再分解、再提纯、再糅合,那样对合作交流反而容易产生负面效应,失去"打开中华文明宝库的钥匙"的重要作用。

进入 21 世纪,实现中华民族伟大复兴的"中国梦"已经成为时代的呼唤。中医学既是整个中华文化复兴中的重要力量之一,又是国际合作交流的重要资源,中医学应该也必须在这场文化复兴中发挥先锋作用,在国际合作交流发挥"钥匙"的作用,努力扩大中医药交流,为夯实国际关系的社会基础做出自己应有的贡献。

2. 中国中医和印度阿育吠陀惊人相似

"国之交在于民相亲。中国太极和印度瑜伽、中国中医和印度阿育吠陀有惊人的相似之处,两国人民数千年来奉行的生活哲理深度相似。这次访问期间,双方制订了中国—印度文化交流计划,目的就是弘扬两国古代人文精神,重现中印两大文明交流互鉴的盛景。"(辑自 2014 年 9 月 18 日习近平主席出访印度时在印度世界事务委员会所作题为《携手追寻民族复兴之梦》的演讲)

习近平总书记的上述讲话,定位是"国之交在于民相亲";定向是"弘扬两国古代人文精神,重现中印两大文明交流互鉴的盛景";依据是"两国人民数千年来奉行的生活哲理深度相似";依托是"中国太极和印度瑜伽、中国中医和印度阿育吠陀有惊人的相似之处"。所以,中印两国应该也必须"携手追寻民族复兴之梦"。目标明确,思路明晰,说理有据,逻辑缜密,令人信服。

民为邦本。国与国之间能否互认、互信、互敬、互助,其人民之间的相识、相知、相爱、相帮是基础。印度莫迪总理对习近平主席说,中印两国是"两个身体,一种精神";习近平主席说,"中印两国人民毗邻而居,古有往来互鉴之情,近有患难与共之交,现有共同复兴之业";共同表达了中印两大文明和平向善的共同本质和心灵相通的内在联系,这就是"国之交在于民相亲"的内涵。

为什么中印两国是"两个身体,一种精神"? 这是因为中印两国交往史源远流长,自天竺高僧,洛阳译经;白马驮经,玄奘西行;郑和航海,六抵印度;印度援华医疗队投身中国人民抗日战争,柯棣华大夫长眠于中华大地;直至共同倡导和平共处五项原则。2 000余年来,中印两国人民从未中断交流与合作之路,因之,"两国人民数千年来奉行的生活哲理深度相似"。通过两国人民的"互联互通、互学互鉴",形成了独立自主、自强不息、和谐包容、互助合作的共同精神,现在自当顺势而为,共同走向"和平、发展、合作、共赢"的大道。

最能体现、印证、发扬这种共同认知、共同需求、共同精神的载体,就是"中国太极和印度瑜伽、中国中医和印度阿育吠陀"。其"惊人相似之处"主要在于:①遵从"天人合一"、自然环境与身心相互感应的整体观。②恪守"阴阳平衡"与"形与神俱"、身体内外不调和则必致邪魔入侵而生病的"中和观"。③基于"正气存内,邪不可干"、提振心灵可以驱除邪魔的理论,通过修炼可以养生防病的"未病观"和"修持观"。④坚持药取天然、广泛应用草本植物养生治病的方法等。因此,将"印度阿育吠陀"与"印度瑜伽"作为印度养生保健医疗的"印度传统健康服务特色优势组合"交流、传播到中国,将"中国中医"与"中国太极"作为中国养生保健医疗的"中国传统健康服务特色优势组合"交流、传播到印度,应当是"互联互通、互学互鉴"的"国之交"和"民相亲"的优先选择。

3.结语

通过认真研读习近平总书记的系列重要讲话发现,自2010年6月20日在澳大利亚出席由南京中医药大学与皇家墨尔本理工大学合办的中医孔子学院授牌仪式上的讲话中提出中医药学是"打开中华文明宝库的钥匙"以来,在3年零3个月之中,在国际重要会议、会谈、会见之中,6次提及"中医药"。事实证明,习近平总书记率先垂范,运用中医药这把"钥匙"引导世人打开中华文明宝库,将中医药的传播与交流纳入了"亲、诚、惠、容"的周边外交的运作体系,将中医药的传播与交流纳入了"讲信修睦、协和万邦"的国家战略和大政方针。

笔者认为,我国的思想家、政治家、学问家、企业家等,也应当见贤思齐,学习运用中医药这把"钥匙",整合中医药五大优势资源,用"中国式办法",解决国计民生问题,使之在当地经济社会发展中发挥重要作用。而作为"中医人",更应珍视党和国家、人民的期望,放眼世界、胸怀全局,在国家中医药管理局领导下,更主动、更积极、更有效地运用中医药学的理论与方法开展健康服务。在中医医疗、保健、科研、教育、文化、产业、国际交流各领域,努力研究与传播中医药文化和中医药知识技术,培养中医药优秀人才,研究与创造中医药先进科技成果,参与跨界融合的中医药健康服务,推动经济社会发展,昂首阔步地走上实现中华民族伟大复兴的"中国梦"的伟大征程。(孙光荣发表于《中医药通报》2014年12月第6期)

继承创新是提升中医药服务能力的根本方略

●既懂得"怎么看",又明白"怎么干",中医药事业发展就有了基本遵循,就迎来了历史上最佳战略机遇期,就必然要走上健康持续发展的快车道。

●在当前及今后一个时期,围绕中医药学"理法方药"的学术体系,共同努力做好"四个重点继承":重点继承中医健康服务之"理",有效提升中医认知能力;重点继承中医健康服务之"法",有效提升中医诊疗能力;重点继承中医健康服务之"方",有效提升中医组方能力;重点继承中医健康服务之"药",有效提升中医用药效力。

●在当前及今后一个时期,明确创新目标,健全创新机制,共同努力做好"四个重点创新":重点创新中医健康服务之"理",创建中医新辨证体系;重点创新中医健康服务之"法",规范中医新治则治法;重点创新中医健康服务之"方",构建中医新组方模式;重点创新中医健康服务之"药",建立中药"新培采"研制标准。

●继承,是基础,是源泉;创新,是发展,是升华。中医药的生命力在于临床疗效,所有继承创新的出发点和落脚点都是为了提高中医临床疗效。

习近平总书记指出:"中医药学凝聚着深邃的哲学智慧和中华民族几千年的健康养生理念及其实践经验,是中国古代科学的瑰宝,也是打开中华文明宝库的钥匙。"这句话堪称关于中医药学在国家发展战略中的定位,从社会科学和自然科学的双重角度解决了对中医药学"怎么看"的问题。

李克强总理强调要用"中国式办法"解决医改这一世界性难题,刘延东副总理界定"中医药是我国独特的卫生资源、潜力巨大的经济资源、具有原创优势的科技资源、优秀的文化资源和重要的生态资源",国务院相继发布了《关于扶持和促进中医药事业发展的若干意见》等系列文件,这些都从国家决策层级解决了中医药事业发展"怎么干"的问题。

随着社会对中医药服务需求的日益增长,对中医药服务能力提升提出了越来越高的要求。当前及今后一个时期,围绕服务能力的提升,中医药行业面临着必须思考、必须回答、必须实施的两大问题:一是如何克服"西化"的倾向而保持中医药的特色优势?否则,中医药没有生存的空间。二是如何克服"僵化"的思维而创新中医药的理论实践?否则,中医药没有发展的空间。这两个问题归结到一起,就是因为中医药学的继承不够、创新不足。

因此,笔者认为:继承创新是提升中医药服务能力的根本方略。

继承,是基础、是源泉;创新,是发展、是升华。中医药的继承创新是相互依存、相互融合、相互促进的。绝不可一提"继承",就认为是"古、老、旧",就是"怀古复旧";一提"创新",就认为是"声、光、电",就是"现代科技"。其实,中医药的继承与创新都离不开中医药经典理论原则的指导,都离不开名老中医学术经验的传承,都离不开现代科学技术的应用。同时,我们必须充分认识到,中医药的生命力在于临床疗效,所有继承创新的出发点和落脚点都是为了提高中医临床疗效。

继承的关键是承续中医药学的思维方法,建议围绕"理法方药"的中医药学术体系,做好四个重点继承,达到四个有效提升

"继承",就文化和技术而言,是指将前人的理念、方法、知识、技术、经验、风格等,通过理论学习和实践应用接受、消化、吸收的过程与结果。中医药学的继承,就是接受、消化、吸收中医药经典著作的理念、方法、知识和接受、消化、吸收历代名老中医的技术、经验、风格的过程,创造保持中医药特色优势的结果。所以,中医药学的继承,是必要的"崇古",而不是不必要的"泥古";是必要的"发皇古义",而不是不必要的"食古不化";是必要的"古为今用",而不是不必要的"依古律今"。归根结底,中医药学的继承,关键是承续中医药学的思维方法。

中医药学的继承,是一个系统工程。广义而言,中医药学的继承涵盖了中医药的医疗、保健、科研、教育、文化、产业、国际交流合作等各个领域;狭义而言,包括师承教育、文献整理研究、文化科学普及等。需要制定和明确继承条件、继承途径、继承机制、继承办法、继承归宿。建议在当前及今后一个时期,围绕中医药学"理法方药"的学术体系,明确继承目标,健全继承机制,共同努力做好"四个重点继承":

1. 重点继承中医健康服务之"理",有效提升中医认知能力

习近平总书记说:"不忘本来才能开辟未来,善于继承才能更好创新。"中医药学发展史告诉我们,正是在中华民族几千年的发展进程中,直面人类预防保健和治疗疾病的现实需要,不断继承、勇于创新,才逐步形成了特色鲜明、前景辉煌

的中医药学。今天,在医药学面对更严峻挑战时,人们把关注的目光投向了中医药学。在这样的大背景下,需要我们更加理性地深思中医药学产生的本源,走特色发展之路、科学发展之路、创新发展之路、可持续发展之路。

中华传统哲学思想,包括三才、变易、中和、意象等,在中国的社会学、政治学、天文学、地理学乃至兵学、农学、医药学、建筑学、星相学、堪舆学之中,都是一以贯之的,这是中华文化的灵魂。然而,在现今中国,"西化"是不争的现实。如果不彻底改变现今自觉或不自觉地在教育、科研、临床中仿效西医的状况,也将会像古建筑学那样,只存建筑物而失去了建筑思想、设计、技术、工艺、参数,中国人将来就只好看着自己的瑰宝丢失,中医药的神奇疗效将成为传说。因此,中医药学的继承,首先就必须正本清源,重点继承中医健康服务之"理"。

重点继承中医健康服务之"理"的关键,在于对历代中医药文献进行系统梳理、阐释,也就必然需要开展对中医药文献的目录、版本、校勘、训诂、释疑等专项研究。这不是可以采取人海战术可以达成的,必须确立《中医通典》《中药通考》《中医通史》等大型中医药文献研究项目,集中全国中医药文献研究的优势力量,系统探索,力争在十年内回答关于中医基本理论的核心问题,如:中医基于何种理论、如何认识与掌握天人合一、形神合一思想? 中医基于何种理论和学说辨识健康与疾病? 中医基于何种理论和学说提出和实施"治未病"? 中医根据何种理论、实践建立脏腑学说、经络学说等? 中医基于何种理论、实践认知中药的气味、性能、功效与归经? 中医基于何种理论、实践创造了药物疗法和非药物疗法? 等等。如果不能重点继承中医健康服务之"理",中医临床将始终是依赖西医诊断,给予中医配方,中医药特色优势也就随之淡化、消失。唯有重点继承中医健康服务之"理",才能有效提升中医的认知能力。

2.重点继承中医健康服务之"法",有效提升中医诊疗能力

中医健康服务之"法",包括诊断之法、治疗之法、养生防病之法。

中医诊断之法,主要是司外揣内、审症求因。从司外揣内而言,主要是望、闻、问、切之法。望法,又分为望气、望神、望形、望色、望舌、望体之法;闻法,又分为闻声息、闻气味之法;问法,又分为直接询问、间接询问、启发询问、追因询问之法;切诊,又分为脉诊、按诊之法。从审症求因而言,有脏腑辨证、经络辨证、卫气营血辨证、气血精津辨证、运气辨证之法。采用四诊合参,运用各种辨证纲领,通过辨证,以求证候诊断精准。

中医治疗之法,主要是外治、内治、正治、反治之基本方法。无论外治、内治、正治、反治,都必须首先明确治则治法。治则治法源于中医基本理论,是中医临床治疗的纲领和准绳。

中医治则,就是中医治疗病证的基本原则,如"燮理阴阳""调和致中""扶正

祛邪""补偏救弊""治病求本""急则治标,缓则治本""标本同治""因人因时因地制宜"等,治则统领治法。

中医治法,在外治、内治、正治、反治的基本方法之下,一般分为"汗、吐、下、和、温、清、消、补"八类方法;每一类方法又包括若干具体治法,如"补法",可以根据补益的目标分为单纯的补阴、补阳、补气、补血;也可以分为综合的补肾健脾、补中益气、填精固髓等。其中,补、益、养、填、固等,用词虽有别,却都是补益之法。

中医养生防病之法,是在中医基本理论指导下,基于"治未病"学术思想而形成的中医健康服务之法。主要是食养、药养、术养(包括养生气功等非药物、非食物养生)三大类。无论食养、药养、术养,都必须按照"合则安"的养生总则,根据个人的民族、体质、习惯、居所气候等选择应用。

上述中医诊断之法、治疗之法、养生防病之法,是历代中医理论与实践的总结,必须通过精研经典和临床跟师才能得以传承。因此,需要对历代中医辨证论治体系和养生治未病体系进行全面、系统的整理研究,对健在的名老中医,从医德医风、思辨特点、组方用药和文化素养四个方面,进行抢救性的继承。只有重点继承中医健康服务之"法",有效提升中医诊疗能力。

3. 重点继承中医健康服务之"方",有效提升中医组方能力

中医治病有药物疗法和非药物疗法。药物疗法,并不是"某药治疗某病",而是要针对病证、根据治则治法、大多将药物按照"君臣佐使"的格局严格配伍,组成"方子"用于临床,称为"医方",俗称"汤头"。张仲景在《伤寒杂病论》中创造的"方子"是历代中医奉为经典的"经方",嗣后历代中医名家创建了众多经验方,称为"时方"。唐代孙思邈编著《备急千金要方》《千金翼方》,集唐代之前医方之大成,以后历代都有各种方书问世。清康熙三年(公元 1664 年),汪昂编著《医方集解》《汤头歌诀》,1956 年北京中医学院(北京中医药大学前身)将《医方集解》《汤头歌诀》合二为一,定名为《方剂学》(王绵之主编),从此"方子"又通称为"方剂"。2005 年,人民卫生出版社出版《中医方剂大辞典》(彭怀仁主编),对我国上自秦、汉,下迄 1986 年的所有"有方名"的方剂进行了一次系统的精选、整理,汇集了古今"有方名"的医方(约 10 万方)。主要特点有三:一是参考古今各种中医药文献,对每一首方剂的方源进行认真的考证,注明其原始出处;二是对所有方剂分散在各种文献中的不同主治、方论、验案以及现代实验研究资料分别列项进行整理筛选,汇集于各方之下,为全面了解方剂提供了极大的便利;三是按照辞书形式编纂,既有目录,又有索引,解决检索方名的难题。

由于中医组方,既要遵循治则治法,又要把握药物之间的相须、相使、相畏、相杀,更要注重君臣佐使的结构,因而中医组方有严谨的法度、规矩,并非将杀细

菌、灭病毒、补气血、清热泻火等的性能、功效相同、相近的药物凑合在一块就能成为医方。因此，必须重点继承中医健康服务之"方"，首先是继承"经方"，其次是继承"经验方"（包括名老中医经验方、民间经验方、少数民族医经验方）。有必要组织力量，开展三个方面的工作：一是对执业中医师进行全面、系统的"经方"培训。二是通过师承教育，继承名老中医等的独家秘方。三是大规模整理自1949年10月1日至今的全国名老中医经验方、民间经验方、少数民族医经验方，可集成为《千金妙方》，以填补《中医方剂大辞典》留下的空白，并承续《备急千金要方》《千金翼方》，为今后的继承留下底本。只有重点继承中医健康服务之"方"，才能有效提升中医组方能力。

4. 重点继承中医健康服务之"药"，有效提升中医用药效力

中药，是中医的工具，是中医治病的利器。中医用药的最大特点是"四个讲究"：一是讲究药取天然，基本不使用化学合成的药物，即使是"丹"，也是从植物、矿物等自然物质中提取的。二是讲究要用道地药材，注重药材原有的四气五味、升降浮沉，一般不主张使用移植、替代品。三是讲究遵古炮制，无论是饮片还是膏、丹、丸、散、酒，其炮制方法经过千百年的探索、研究、积淀、传承，已经成为确保药物安全、有效的不二法门，其炮制方法不是现代制药方法可以取代的。四是讲究"用药如用兵"，注重配伍、剂型、剂量和给药途径，要求极为精准。

但是，近数十年来，中药材产出的土地使用过大量的化肥、农药而被"毒化"；药材种子由于移植、加工而有所变异；由于追求药材产量大幅度提升而过度使用催肥、催熟的激素类制剂；采集的时间也不依古制；炮制也不遵古法。于是，中药材的质量必然降低或产生性能变异，用这种药材组成的方剂就难以达到预期的疗效，用这种药材研制的药品也有很多毒副作用说不清、道不明。因此，有必要对中药材的种植、采集、加工、交易进行大规模的检查、清理、整顿，强调继承的重要性和必要性。这项工作是"多龙治水"不能解决的，必须成立跨部委的领导小组，制定相关规范、标准，进行督查和改进。只有重点继承中医健康服务之"药"，才能有效提升中医用药效力。

创新的关键是改进中医药学的思维方法，建议围绕"理法方药"的中医药学术体系，做好四个重点创新，达到四个成功开创

"创新"，就是"改变"，就是"更新"，就是"创造"，是人类特有的认识能力和实践能力。就理论思维而言，创新是建立新思维、新理论、新方法、新表述；就实践结果而言，创新是获取新发明、新结构、新材料、新产品、新成效。

中医药学的创新，同样是一个系统工程。广义而言，中医药学的创新同样涵

盖了中医药的医疗、保健、科研、教育、文化、产业、国际交流合作等各个领域；狭义而言，包括中医的理论体系、临床方法、产品研制等。需要制定和明确创新条件、创新途径、创新机制、创新方法、创新目标。近30年来，为了让中医走出创新之路，国家中医药管理局已经在中医药学的创新方面做了大量的探索性工作，取得了一定的成效。但是，如何更正确地创新中医药学的思路与方法，仍然是一个紧迫而艰巨的任务。

建议在当前及今后一个时期，围绕中医药学"理法方药"的学术体系，明确创新目标，健全创新机制，共同努力做好"四个重点创新"：

1. 重点创新中医健康服务之"理"，创建中医新辨证体系

创新，是推动社会进步和经济发展的不竭动力。一个社会、一项事业、一个学科要想走在时代前列，离不开理论创新。中医药学的基本理论沿用了几千年，临床实践证明是正确的、具有指导意义的，但也证明了在一定程度上是粗放的、需要精细化、标准化的。近数十年来，中医药学界不断在做中医药基本理论精细化、标准化的工作，取得的成绩是有目共睹，但遇到的障碍也众所周知。关键在于不能为精细化而精细化，为标准化而标准化，甚至"以西套中""以西律中"，闭门造车的结果是"淡化了中医特色优势，僵化了中医临床思路"。必须抓住关键问题创新理论方法，经过约定俗成，成熟一个标准、公布一个标准、实施一个标准。

什么是需要创新的"关键问题"？是中医临床，是中医临床中的诊断，是中医临床诊断中辨证方法、证候标准。中医不同于西医的一个要点，是中医诊疗主要是针对"证候"，中医临床行为的全过程，《伤寒论》第十六条讲得清清楚楚："观其脉证，知犯何逆，随证治之。""观其脉证"，是抓四诊合参获知的"主症"；"知犯何逆"，是抓病机的"主变"；"随证治之"，是针对主症、主变抓"主方"。而其关键又在于前八个字："观其脉证"是辨证的切入，"知犯何逆"是审症求因的思辨。如何切入？如何思辨？前人通过临床的不断探索，总结出诸多辨证纲领，有"八纲辨证""脏腑辨证""经络辨证""卫气营血辨证""气血精津辨证"等。为什么没有统一的辨证纲领？是因为疾病谱的不断变化，是因为临床认知不断提升，前一个纲领已经不够用，不能合理解释新病因、新病机、新证候，才倒逼产生新的辨证纲领。

现在，人类已经进入21世纪，新病种不断发生，疾病谱不断演变，各种疾病的致残率、死亡率的升降正在不断改变，中医辨证必须与时俱进，应当举中医药学界的全体之力，重点创新中医健康服务之"理"，包括病因学说、病机学说等，而重点是创建中医新辨证体系，可以通过实验室研究、典型医案大数据分析、临床验证的系列方法，试行提取辨证元素，给出各元素的权重，按病种分类创新、建

立精细化、标准化、新的中医辨证体系。

2. 重点创新中医健康服务之"法",规范中医新治则治法

纵观历代中医名著,治则治法层出不穷。其中,可用于临床实际的固然很多,但反过来"依方定法""依法定则"的也不少;现代中医临床中"西医诊断""中医配方"的现象更是司空见惯,这就更谈不上治则治法了。长此以往,必然导致中医在审症求因、辨证论治的基础上"依证定则、依则立法、依法组方、依方用药"临证规矩的退化或丢失。

因此,有必要在大搜集、大整理、大分析的基础上,根据现代病种、药材资源、组方经验、用药习惯等,采用分病种、小试验的办法,逐步规范中医新的治则治法。

另一方面,可以在中医外治法(包括针灸、推拿、敷贴、盥洗、灌肠、坐浴、熏蒸等),采用"拿来主义",吸纳、融合现代科技的方法与器械,创新中医治法。

3. 重点创新中医健康服务之"方",构建中医新组方模式

众所周知,中医采用内服法治疗疾病,说到底是靠"方"治病。由于疾病谱的不断演变,由于天然药材新品种的不断发现,由于临床经验的不断累积,中医健康服务之"方"(包括名老中医经验方、民间经验方、少数民族医经验方)也在不断更新。中医临床开出的每一个处方,实际上是其理论修养、临床经验的集中表达。由于当前中医临床思维出现了两种倾向而致使中医处方出现了两种偏向:一种是强调唯经方之是从,经方的药名、味数、剂量,都一律不能更改;一种是强调唯经验之是从,根据西医诊断给予中药配方,无"君臣佐使"可言,一张处方的药味甚至多达 80 多味,一味药的剂量甚至多达 200g,有的一剂药重达 500g 以上。这是针对致病因子"放大炮""开机关枪",目的是不管什么病,总能"扫射"中的,实际上还是辨证不明,心中无数,如此组方,当然离精准治疗甚远。上述两种组方偏向都多次导致医疗纠纷甚至医疗事故的产生。于是,管理部门就必然杯弓蛇影,急速做出何首乌只能开 3g、法半夏只能开 9g 等违背中医用药规律的规定,如果这类"急就章"式的临时规定不断发布,势必导致中医组方无所适从。

凡事不可偏激,中医本来就追求"燮理阴阳,调和致中"。现代人生活的节奏、习惯、环境以及所产生的疾病,都与数千年之前的人们区别甚大,不可能按照经方生病,现代中医应当继承经方的组方思想和规矩,将经方化裁应用,岂可"崇古泥古"套用经方?至于某些"大杂烩"式的所谓经验方的、大剂量用药的大处方,则是"不以规矩,不能成方圆",更是无须置评。

所以,当前关于中医组方的创新,至少有必要做三个方面的工作:一是按照病种,筛选有效的代表方剂,给出化裁的范围与方法。二是厘清中医组方的原则与要领,创造新的组方模式。例如,古代以药为君臣佐使,根据现代病证的复杂性,可以用功能药组按君臣佐使的体例组方。三是根据经方和名老中医经验方研制组方软件。

4. 重点创新中医健康服务之"药",建立中药"新培采"研制标准

经过中医药人多年来努力,中药剂型创新已经取得良好的成绩。如丹参滴丸、藿香正气滴丸等,确实改变了中药的口感,提高了疗效,便于携带和服用。但是,从中药创新的整体来看,面临的创新任务还是相当艰巨。这主要表现在以下四个方面:

一是药材的种植、采集、粗加工,需要针对气候、土壤、水源、种子、施肥、除草、灭虫等现状,有必要制定新标准,确保药材产出质量。

二是药材的交易,需要针对仓储、运输、交易等行为进行新规范,确保药材交易质量。

三是新药的研制,需要针对组方、用药、工艺、设备、疗效观察、使用说明等,需要在突出中医药基本理论元素的前提下,建立新的研制、评估标准,确保新药研制质量。

四是传统的炮制,需要针对膏、丹、丸、散、酒等传统中药制剂(包括医院制剂),建立基于中医药基本理论的新的组方、工具、炮制及疗效评估标准,确保传统制剂的炮制质量。

唐代刘禹锡曰:"芳林新叶催陈叶,流水前波让后波。"创新,是任何事物发展的必然。但是,就中医药学而言,着眼当前,必须重在继承;放眼未来,必须励志创新。

汉代扬雄《太玄·玄莹》曰:"夫道有因有循,有革有化。因而循之,与道神之;革而化之,与时宜之。故因而能革,天道乃得;革而能因,天道乃驯。夫物不因不生,不革不成。"所以,继承创新是提升中医药服务能力的根本方略。(孙光荣发表于《中国中医药报》2015年7月22日)